AF317173

ESSAI SUR L'HISTOIRE

DE LA

DIPHTHÉRIE PHARYNGIENNE

ET SUR LES

PARALYSIES CONSÉCUTIVES A CETTE AFFECTION

PAR

Émile MANSORD,

Docteur en médecine de la Faculté de Paris,
Ex-chirurgien aide-major du 46ᵉ bataillon mobilisé de Paris

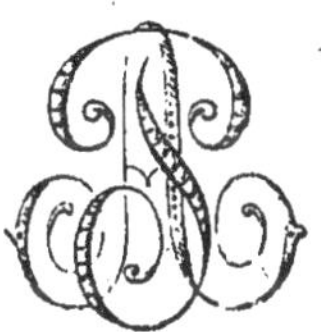

PARIS

IMPRIMERIE DE A. PARENT

IMPRIMEUR DE LA FACULTÉ DE MÉDECINE
31, rue Monsieur-le-Prince, 31.

1874

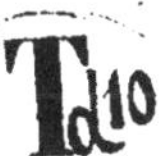

ESSAI SUR L'HISTOIRE

DE LA

DIPHTHÉRIE PHARYNGIENNE

ET SUR LES

PARALYSIES CONSÉCUTIVES A CETTE AFFECTION

PAR

Émile MANSORD,

Docteur en médecine de la Faculté de Paris,
Ex-chirurgien aide-major du 46e bataillou mobilisé de Paris.

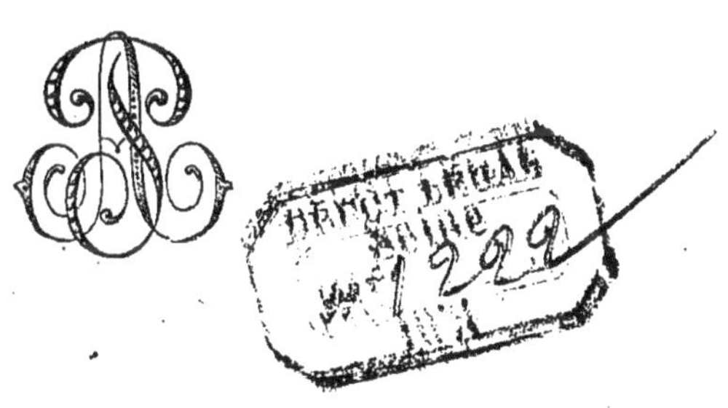

PARIS

IMPRIMERIE DE A. PARENT

IMPRIMEUR DE LA FACULTÉ DE MÉDECINE
31, rue Monsieur-le-Prince, 31.

1874

BIBLIOTHÈQUE NATIONALE R.F. IMPRIMÉS.

DÉPOT LÉGAL

Td 108/52

FACULTÉ DE MEDECINE DE PARIS

Doyen, M. WURTZ.
Professeurs. MM.

Anatomie.	SAPPEY.
Physiologie.	BÉCLARD
Physique médicale.	GAVARRET.
Chimie organique et chimie minérale.	WURTZ.
Histoire naturelle médicale.	BAILLON.
Pathologie et thérapeutique générales.	CHAUFFARD.
Pathologie médicale.	AXENFELD. HARDY.
Pathologie chirurgicale.	DOLBEAU. TRELAT.
Anatomie pathologique.	CHARCOT.
Histologie.	ROBIN.
Opérations et appareils.	LE FORT.
Pharmacologie.	REGNAULD.
Thérapeutique et matière médicale.	GUBLER.
Hygiène.	BOUCHARDAT.
Médecine légale.	TARDIEU.
Accouchements, maladies des femmes en couche et des enfants nouveau-nés.	PAJOT.
Histoire de la médecine et de la chirurgie.	LORAIN
Pathologie comparée et expérimentale.	VULPIAN.
Clinique médicale.	BOUILLAUD. SÉE (G). LASÈGUE. BÉHIER.
Clinique chirurgicale.	VERNEUIL. GOSSELIN. BROCA. RICHET.
Clinique d'accouchements.	DEPAUL.

Professeurs honoraires :
MM. ANDRAL, le Baron JULES CLOQUET, CRUVEILHIER et DUMAS.

Agrégés en exercice.

BAILLY.	MM. CRUVEILHIER.	MM. GARIEL.	MM. OLLIVIER.
BALL.	DAMASCH.NO.	GUENIOT.	PAUL.
BLACHEZ.	DUBRUEIL.	ISAMBERT.	PERIER.
BOCQUILLON.	DUPLAY.	LANNELONGUE.	PETER.
BOUCHARD.	GRIMAUX.	LÉCORCH..	POLAILLON
BROUARDEL.	GAUTIER.	LE DENTU.	PROUST.
		NICAISE.	TILLAUX

Agregés libres chargés de cours complémentaires.

Cours clinique des maladies de la peau.	MM. N.
— des maladies des enfants	ROGER.
— des maladies mentales et nerveuses	N. . . .
— de l'ophthalmologie.	PANAS.
Chef des travaux anatomiques.	Marc SÉE.

Examinateurs de la thèse

MM. VULPIAN, *Président*; BÉCLARD, DUPLAY, OLLIVIER.

LE FILLEUL *Secrétaire*

Par délibération en date du 9 décembre 1798, l'Ecole a arrêté que les opinions émises dans les dissertations qui lui seront présentées doivent être considérées comme propres à leurs auteurs, et qu'elle n'entend leur donner aucune approbation ni improbation.

A LA MÉMOIRE DE MON PÈRE

A MA MÈRE

C'est toi, ma Mère, qui, à la mort de mon Père, m'as permis de continuer la noble carrière des sciences; à toi de recueillir les premiers fruits de mes études.

Je t'offre ce travail, bien faible tribut de ma reconnaissance, daigne l'accepter comme un gage assuré

De mon affection et de mon dévouement,

Émile Mansord.

A MES PARENTS.

A MES PROFESSEURS.

A MES AMIS.

À MON PRÉSIDENT DE THÈSE :

M. VULPIAN,

Professeur de pathologie expérimentale et comparée,
Membre de l'Académie de médecine,
Médecin des hôpitaux,

PREFACE.

Le sujet que nous nous proposons de traiter est loin d'être neuf, aussi n'avons-nous pas la prétention d'éclairer d'un nouveau jour la redoutable maladie que l'on est convenu d'appeler la diphthérie. En choisissant ce sujet notre but est surtout de développer, quoique aussi succintement que possible, l'histoire de la diphthérie pharyngienne et des paralysies consécutives à cette affection.

Ayant vu dernièrement une famille ayant ses trois fils atteints en même temps de cette terrible maladie, connue le plus ordinairement sous le nom d'angine couenneuse, nous avons relu avec soin quelques-uns des auteurs qui ont traité de la diphthérie.

Des notes prises dans le courant de ces lectures, ainsi que de quelques-uns des cas observés dans divers services hospitaliers, nous faisons le sujet de cette thèse espérant que, quoique n'apportant aucun aperçu nouveau sur cette maladie, objet, aujourd'hui encore, de tant de controverses, l'on voudra bien considérer notre travail comme la preuve du soin que toujours nous apporterons à nous renseigner et à nous bien rendre compte de tout ce qui peut intéresser la science médicale et en favoriser les progrès. Mais avant de commencer l'étude de la diphthérie et des paralysies consécutives à cette affection, qu'il nous soit permis d'adresser à M. le Dr H. C. Carville, chef du laboratoire de pathologie expérimentale et comparée, à M. le Dr Chouppe, et à M. Raymond, interne des hôpitaux, nos sincères remerciements pour l'amabilité qu'ils ont toujours mise à nous conseiller, à nous guider dans nos études et à nous aider de leur expérience et de leur savoir.

AVANT-PROPOS.

Le nom de diphthérite, de διφθερα, fausse membrane créé en 1826, par Bretonneau, pour désigner la maladie décrite par les auteurs sous les noms d'angina gangrenosa, polyposa, membranosa, tracheitis infantum et appelée par les Espagnols, garotillo, affection qui étrangle comme dans le supplice du garrot, morbus suffocatorius, est le nom donné à une maladie générale, spéciale, caractérisée localement par le développement de fausses membranes inflammatoires. La diphthérite peut se montrer sur toutes les membranes muqueuses et sur la peau, mais elle affecte, dit Trousseau, dans l'article diphthérite du dictionnaire en 30 volumes, une préférence marquée pour le pharynx et les canaux aériens, où elle constitue les maladies connues communément sous les noms d'angine maligne, angine couenneuse, angine suffocante, et plus particulièrement de croup membraneux. Cette maladie peut frapper les individus isolés, mais le plus fréquemment elle sévit d'une manière épidémique et c'est alors surtout que sa gravité est extrême et que ses caractères sont tranchés.

Il faut, dit M. Bouchut, dans son Traité des maladies des enfants, avoir pratiqué dans les campagnes pour connaître la gravité de l'angine maligne épidémique.

Aussi redoutable que les plus terribles épidémies, elle fait périr, sinon tous, du moins la plupart de tous ceux qui sont atteints. Il semble même qu'elle soit plus meurtrière dans les petites localités que dans les villes où le poison est disséminé et où les causes morbifiques se modifient par les générations successives. Quand elle règne depuis longtemps, elle fait un peu moins de victimes en laissant guérir un plus grand nombre d'enfants, mais à son apparition dans une contrée, autant d'individus affectés, autant de morts. Ce sont les enfants qui fournissent à la mort plus que les autres âges, mais des enfants elle passe aux adultes et l'on voit ainsi des familles entières de cinq, six, huit et dix personnes disparaître complètement en quelques jours.

La plupart des enfants de tout âge peuvent ainsi périr dans la localité ravagée par l'épidémie. C'est l'enfance qui est surtout victime de la diphthérie, car dans l'âge adulte, l'angine couenneuse maligne est infiniment moins meurtrière, ce qui tient sans doute à ce que l'homme se soumet mieux au traitement topique ou au régime et à ce que chez lui l'absorption des produits gangréneux est moins active.

Parmi les enfants, les plus jeunes sont le plus rapidement emportés.

Quant aux enfants à la mamelle, ils paraissaient comme foudroyés et ils succombaient dès les premiers jours, lorsqu'à peine on s'était aperçu de la maladie (1). L'angine maligne se développe en toute saison aussi bien en hiver qu'en été ; dans toutes les localités, villes

(1) Delbet, épidémie de La Ferté-Gaucher (Seine-et-Marne) thèse de Paris, 1860.

ou campagnes ; sur les sujets de toute constitution et à tous les âges, cependant elle est plus rare chez le nouveau-né et chez les enfants à la mamelle ; elle se montre un peu plus souvent chez les pauvres que chez les riches, ce qui tient au défaut de prudence des parents qui ne se méfient pas assez de la contagion. Elle sévit particulièrement sur la seconde enfance et parfois tous les enfants d'une petite localité sont emportés par elle, quand elle atteint son plus haut degré d'intensité ; dans ce cas les adultes sont également frappés en très-grand nombre et il en est beaucoup qui succombent.

Le nombre de médecins morts victimes de leur dévouement est déjà considérable, aussi on ne compte plus les praticiens ayant succombé à la diphthérie, mais parmi ceux qu'à enlevés la terrible maladie, qu'il nous soit permis de citer le docteur Valleix dont Trousseau rapporte ainsi l'observation, dans sa clinique médicale : « Valleix donnait ses soins à une enfant atteinte d'angine couenneuse, cette affection n'avait rien de grave et guérit. En examinant un jour la gorge, Valleix reçut dans la bouche un peu de salive lancée dans un effort de toux, il gagna la maladie. Le lendemain, sur l'une de ses amygdales, il constatait l'existence d'une petite concrétion pelliculaire ; survint un léger mouvement de fièvre ; au bout de quelques heures, les amygdales, la luette étaient couvertes de fausses membranes. Bientôt une sécrétion abondante d'un liquide séreux s'écoulait du nez ; les ganglions du col, le tissu cellulaire de cette région, de la partie inférieure de la mâchoire se tuméfiaient considérablement ; il y eut du délire, et, en quarante-huit heures, Valleix mourait sans avoir présenté d'accidents du côté du larynx. »

Blache fils contracta la diphthérie dans des circonstances analogues et périt.

Gillette, médecin de l'hôpital des enfants, ramenait à Paris, dans une voiture fermée, un enfant qu'il soignait et qui était atteint de diphthérie de la gorge. Le voyage dura plusieurs heures ; le lendemain Gillette ressentit une douleur dans une narine ; la diphthérie s'y montra et la maladie envahit successivement la gorge, le larynx, la trachée et les grosses bronches. Comme Valleix et comme Blache fils, Gillette succomba.

ESSAI SUR L'HISTOIRE

DE LA

DIPHTHÉRIE PHARYNGIENNE

ET SUR LES

PARALYSIES CONSECUTIVES A CETTE AFFECTION

La diphthérie est contagieuse non à la manière des maladies virulentes, mais comme les maladies miasmatiques, dont le germe aérien pénètre dans le corps par la respiration. Le frère la reçoit ainsi de son frère et trop souvent, hélas! la mère la reçoit de ses enfants dans les soins qu'elle leur donne; c'est de cette manière que la redoutable maladie est portée d'un village à un autre par des gens en communication avec les malades.

Trousseau, dans l'épidémie qu'il a observée en Sologne, a pu assister à la migration de la diphthérie; il en a suivi la filière et il a vu la maladie, sautant par dessus des cités populeuses, être transportée, par des individus infectés ou ayant été en contact avec des malades, dans des localités éloignées où elle exerçait alors ses ravages.

Si l'angine couenneuse est contagieuse par les miasmes ou par des germes d'une autre nature émanés des malades, elle n'a pu être inoculée et jamais les essais dangereux que quelques médecins dévoués à la science ont fait sur eux-mêmes, entre autres Trousseau et M. Michel Peter, n'ont donné aucun résultat positif; mais comme il n'y a jamais de règle sans exception, dans l'étiologie de la maladie qui nous occupe, ce principe de la non-inoculation endure une exception, la seule qui, à notre connaissance, ait été signalée jusqu'à l'heure actuelle.

Ce seul cas d'inoculation de la diphthérie est cité par le Dr Paterson, dans le *Medical Times* de 1866, qui nous dit avoir vu l'inoculation de la diphthérie sur une plaie suivie de la production de fausses membranes, sur place, sans qu'il y ait eu de production d'angine et cependant après guérison il y eut une paralysie qui ne tarda pas à se dissiper.

L'observation rapportée par ce médecin anglais est ainsi résumée par MM. Lorrain et Lépine, dans l'article Diphthérie du *Nouveau Dictionnaire de médecine.*

OBSERVATION I (Dr Paterson).

Un paysan introduit dans la gorge de son enfant atteint de diphthérie, son index blessé.

Une ulcération se produisit sur ce doigt, puis survinrent des symptômes graves et, un mois plus tard, se montra une paralysie généralisée des membres.

Les muscles du pharynx ne furent pas atteints.

CHAPITRE PREMIER.

D'où nous vient la diphthérie ? Depuis quand existe-t-elle ? Est-ce une affection ayant frappé les hommes dès les âges les plus reculés, ou bien est-ce une maladie ayant pris naissance dans un siècle comparativement assez proche de nous ? Ces questions sont et seront sans doute toujours non résolues. Cependant notre opinion est que la diphthérie, si toutefois elle n'est aussi ancienne que l'humanité, doit, du moins, remonter bien haut dans l'histoire du monde. Dès les temps préhistoriques, l'art de guérir et soigner ses semblables était déjà en honneur, car la mythologie nous apprend que Chiron était le médecin d'Hercule ; mais chez ces premiers peuples, nomades ou conquérants, qui considéraient la maladie et la stérilité presque comme une une honte, le devoir du médecin se bornait surtout à panser les hommes blessés dans les combats ; aussi il n'y a rien qui doive nous surprendre, si la tradition parvenue jusqu'à nous est restée muette sur les maladies et les diverses épidémies qui, à cette époque si éloignée, ont pu frapper les populations d'alors. Plus tard, le médecin, instruit par l'expérience des générations qui l'avaient précédé, commence à rechercher les vertus des plantes et à appliquer son savoir non-seulement au pansement des blessures, mais encore au traitement des plaies et de quelques maladies internes. Aussi lors de la guerre de Troie, (1), le médecin, déjà plus savant et, par conséquent plus utile, jouit d'une considération justement méritée, car nous voyons qu'Homère, en parlant de Machaon, blessé à l'épaule d'une flèche à trois dards par Pâris, le ravisseur d'Hélène, fait tenir à Idoménée, s'adressant au sage Nestor, le langage suivant : « O fils de Nélée, toi dont s'honorent les Grecs, hâte-toi, monte sur ton char : que Machaon s'y place à tes côtés et conduis-le promptement à nos tentes ; le fils d'Esculape, habile à couper les traits et à verser un baume salutaire dans les blessures, vaut seul un grand nombre de guerriers. »

A cette époque d'une civilisation déjà plus avancée, la médecine avait fait quelques progrès sensibles ; aussi voyons-nous la diphthérie cutanée signalée comme complication des plaies, car en parlant des blessures faites à ses compatriotes par les défenseurs de Troie, le chantre de l'*Iliade*, qui se plaît tant à décrire une blessure avec précision, mais qui se tait sur les caractères, les prédispositions, les causes présumées d'une maladie spontanée, nous dit que quelquefois ces blessures se couvraient d'une membrane grise, de couleur sale, adhérente à la plaie et augmentant de volume. Les blessés souffraient alors beaucoup et périssaient malgré les soins dévoués de Podalire et de Machaon, ces deux habiles chirurgiens qui arrachaient les flèches et pansaient avec une dextérité admirable les blessures faites par la main des hommes, mais qui, considérant les épidémies qui sévissaient sur les troupes et les blessés

(1) Cette guerre qui dura dix ans commença, pour certains historiens, en l'an 1280 avant notre ère, tandis que pour d'autres elle ne commença qu'en l'an 1193.

comme le résultat de la colère des dieux, restaient les bras croisés devant toute complication survenue à une blessure.

Si depuis l'époque dont parle Homère nous ne rencontrons aucun écrit pouvant servir à l'histoire de la diphthérie, il faut, selon nous, en rechercher la raison, non dans la non-existence de la maladie, mais dans d'autres causes parmi lesquelles nous croyons pouvoir signaler les suivantes :

Dans ces temps reculés, l'art de guérir ou soigner ses semblables, qui se transmettait principalement par tradition, était l'apanage exclusif :

Soit des familles royales, car nous voyons Salomon, fils de David (1016 à 976 avant l'ère chrétienne) se faisant gloire de pouvoir guérir et de connaître les vertus de toutes les plantes, depuis l'humble hysope qui sort de la muraille jusqu'au cèdre qui est sur le Liban et ce singulier privilége qu'un peuple trop crédule a pendant si longtemps attribué à nos rois de guérir, par leur simple toucher, la maladie des écrouelles, ne serait-il pas le dernier vestige de cette croyance, et ne viendrait-il pas à l'appui de cette opinion ?

Soit des familles riches et puissantes dont les fils étaient destinés à conduire les guerriers et à leur commander, car à la fin du xie chant de l'*Iliade*, Homère nous apprend que Patrocle, l'un des chefs grecs, tout pressé qu'il est de rejoindre Achille, s'arrête pour secourir Euripyle, percé d'un dard sous le flanc, le soutient de ses bras et de son sein et le conduit dans la tente où un esclave étend des peaux. Patrocle y couche Eurypyle, coupe de son coutelas le trait aigu et cruel, lave d'une eau tiède le sang de la plaie, y applique une

Mansord.   2

racine amère qu'il a brisée entre ses mains et qui doit
apaiser les douleurs. La blessure est séchée, le sang
cesse de couler et les douleurs s'apaisent ;

Soit des chefs de la religion qui, jugeant la médecine
utile à leur influence et à leur bourse, accaparèrent
peu à peu les connaissances médicales de cette époque
pour se les transmettre oralement des uns aux autres,
se gardant bien de laisser sortir de leurs temples une
science qui étudiée par des profanes profitait à l'humanité, mais portait nécessairement atteinte à leur considération et à leur fortune, aussi il nous faut attendre
l'incendie du temple d'Esculape et la venue d'Hippocrate, pour retrouver quelques écrits pouvant nous four-
nir des documents nouveaux sur l'histoire de la médecine et sur l'existence de la diphthérie.

Hippocrate, de la famille des Asclépiades, cet homme
de génie qui naquit dans l'île de Cos (l'une des Spo-
rades de la Turquie d'Asie) en l'an 460 avant l'ère chrétienne, recueillant tous les documents que, selon Pline
et Varron, il avait pu sauver des flammes qui brûlèrent
le temple d'Esculape à Cos, réunissant toutes les connaissances qu'il avait acquises par la tradition, généra-
lisant ses observations particulières dès qu'il s'aperce-
vait qu'il y avait de la concordance entre elles, préconi-
sant une médication lorsqu'elle avait réussi un grand
nombre de fois, réduisant à sa plus simple expression
ce qui lui paraissait utile de toujours avoir présent à
l'esprit, et en faisant un aphorisme mérite avec juste
raison le titre de père de la médecine que lui a donné la
postérité reconnaissante. Aussi est-ce dans les recueils
des faits observés ou rapportés par ce grand homme
qu'il nous faut chercher les traces de la maladie diph-

théritique. Dans son vi[e] livre des épidémies, le médecin de Cos donne la description d'une maladie qui ne porte aucune dénomination particulière et qu'il ne désigne que sous le nom de la toux ou les toux, maladie connue aujourd'hui sous le nom de l'épidémie de Périnthe, parce qu'elle fut observée à Périnthe, en Thrace. (Plus tard, Périnthe prit le nom d'Héraclée et aujourd'hui cette ville, située dans la Turquie d'Asie, s'appelle Erékli ou Erégri.)

Le plus érudit peut-être des linguistes et des philologues de notre époque, M. E. Littré, ayant traduit les œuvres d'Hippocrate, nous empruntons à notre savant compatriote la description de la maladie observée par le médecin de l'île de Cos, persuadé que nous sommes qu'aucun ne viendra contredire pareil témoignage.

Voici comment s'exprime M. E. Littré à cet égard : « On lit dans le vi[e] livre des Épidémies (VI, 7, 1) la description d'une maladie qui ne porte aucune dénomination particulière ; l'auteur ne la désigne que sous le nom de la toux ou les toux ; je l'ai appelée l'épidémie de Périnthe parce qu'elle fut observée à Périnthe, en Thrace. Voici cette description : Quinze ou vingt jours après le solstice d'hiver, il y eut des toux qui, d'abord, n'offrirent rien de particulier ; mais avant l'équinoxe qui suivit, la plupart des malades eurent une rechute qui se produisit d'ordinaire le quarantième jour. C'est alors que la maladie prit un caractère inattendu ; trois ordres de phénomènes y apparurent : les nyctalopies, les angines, les paralysies. Quand, dans la récidive, la toux avait été peu intense ou même nulle, les malades, particulièrement les enfants, furent affectés de nyctalopies ; ces nyctalopies s'établissaient comme celles qui viennent de causes tout autres. Quand, au contraire, la toux de récidive avait été violente et sèche ou amenant des matières dures et sèches, il se déclarait des angines ou des paralysies. Elles attaquèrent beaucoup d'hommes, très-peu de femmes libres et nombre de femmes esclaves ; et l'on observa que les paralysies frappaient surtout les membres qui avaient ressenti antérieurement, par l'exercice, le plus de fatigue. »

Asclépiade qui vivait à Rome cent ans environ avant notre ère, Arétée, médecin de l'époque de l'empereur Vespasien, ont tous les deux décrit une maladie dans laquelle les amygdales se recouvraient de fausses membranes gangreneuses qui descendaient ensuite dans l'intérieur du larynx et de la trachée et étouffaient le malade, maladie à laquelle ils ont donné les noms de *morbus syriacus*, *morbus ægyptiacus*, *ulcus ægyptiacum*, parce que cette affection qui paraissait être endémique à l'Egypte avait sévi d'une manière épidémique dans l'Orient, mais ni Asclépiade, ni Arétée le Cappadocien, ne parlent de la paralysie consécutive à l'ulcère syriaque, soit qu'ils ne l'eussent pas observée, soit qu'ils eussent négligé de mentionner ce symptôme dont ils ne purent voir la connexion.

Arétée, en parlant de l'angine diphthéritique, nous donne à penser qu'il a entrevu les deux formes de la maladie, car s'il décrit des ulcères profonds de la gorge dans lesquels on peut reconnaître les caractères de l'angine maligne, il trace aussi d'une main vigoureuse les caractères du croup, car suivant cet auteur, le mal procède de la gorge et descend dans la trachée-artère, où il termine la scène. Arétée, on est porté à le penser, ne voyait donc dans l'angine maligne et le croup que les deux phases d'une seule et même maladie.

Galien (IIe siècle) semble avoir connu bien mieux que ses devanciers l'expectoration pseudo-membraneuse de l'angine diphthéritique, ainsi qu'on peut l'inférer des passages suivants de ses œuvres : « Un fragment de tunique membraneuse rejeté dénote l'existence d'une ulcération, mais dans quelle partie se trouve-t-elle? C'est ce que nous apprendra le siége du mal... Si elle est rendue en toussant, c'est une affection du larynx, de la trachée-artère ou du poumon ; si elle est rejetée en crachant, c'est une affection du pharynx. » Galien, *Des lieux affectés*, trad. de Daremberg, t. II, p. 492.)

Après Galien, Cælius Aurelianus, en décrivant des angines mortelles, nous donne à penser qu'il a peut-être observé les paralysies du voile du palais, car en parlant de la maladie qui nous occupe, cet auteur s'exprime ainsi : « La parole n'est plus articulée, mais confuse et douloureuse, le visage est livide ; il y a extinction de la voix (*vocis amputatio*) ; un bruit strident se fait entendre dans la gorge et la poitrine ; les boissons reviennent par le nez ; enfin la disparition graduelle du pouls et, pour quelques-uns, l'apparition de l'écume aux lèvres sont les effets de la mort prochaine. » (*Cælius Aurelianus, acut. morb., lib.* III, *cap.* II, *De angina*, édit. de Haller.)

Après Cælius Aurelianus, les auteurs se taisent pendant une longue série de siècles, à l'exception d'Aetius d'Amide (Ve siècle), qui ne fait que commenter ses devanciers, mais avec l'autorité de sa propre expérience.

Ce silence des auteurs tient à la barbarie des temps car cette époque où la force faisait trop souvent le droit

BIBLIOTHÈQUE NATIONALE R.F. IMPRIMÉS

et où les meilleures garanties étaient, avec des hommes d'armes nombreux, une grande vigueur corporelle, fut aussi fatale à la médecine qu'aux autres sciences pouvant faire progresser l'humanité.

Sauf les auteurs arabes, cette longue période du moyen-âge ne nous a laissé aucun document pouvant servir à l'histoire de la médecine ; aussi dans son invasion de la fin du xv° et du commencement du xvi° siècle, la diphthérie a étonné les médecins de l'époque qui, oubliant les travaux d'Hippocrate, d'Arétée, de Cælius Aurélianus, d'Aétius d'Amide, ont cru avoir devant eux une maladie nouvelle.

CHAPITRE II.

HISTOIRE DE LA DIPHTHÉRIE DEPUIS LE XVI° SIÈCLE JUSQU'A NOS JOURS.

Le plus ancien auteur arabe qui ait écrit sur la médecine, Isaac Israélite, fils adoptif de Salomon, roi d'Arabie (vii° siècle), ne mentionne ni la diphthérie cutanée, ni la maladie de Périnthe, ni même l'ulcère syriaque, mais les arabistes qui vinrent après lui : Rhazès, ce médecin de Bagdad, surnommé l'Observateur (x° siècle), dont la Faculté de Paris ne voulut prêter que sur gage le *Hawi, seu Continens totum*, à Louis XI ; Avicenne (xi° siècle), médecin du roi de Perse, surnommé le Prince des médecins ; Averrhoës, de Cordoue (xii° siècle), dont la doctrine (l'averroïsme), trouvant dans Saint-Thomas un terrible adversaire, fut condamnée en 1240 par l'Université de Paris et en 1512 par le concile de Latrant

Aven-Zoar, médecin arabe selon les uns, et juif selon les autres, parlent bien dans leurs écrits de la maladie appelée les toux par Hippocrate et mentionnent la formation de fausses membranes sur les amygdales, mais comme ces auteurs n'ont le plus souvent fait que traduire et commenter Hippocrate et Galien, leurs écrits ne nous donnent aucun renseignement nouveau sur l'histoire de la diphthérie et des paralysies consécutives à cette affection ; aussi, si nous laissons de côté l'épidémie de Périnthe, il nous faut arriver à la fin du xvie siècle pour trouver un médecin qui fasse mention des troubles du système sensitivo-moteur dus à l'angine.

Cette mention, trouvée par M. le professeur Gubler, est due à un savant Lorrain, le médecin Lepois, Nicolas, qui écrivait en 1580 : « Paralyticis ab angina non totum corpus resolvitur, sed usque ad manus duntaxat. »

Cette mention se rapporte-t-elle à une angine simple ou à une angine diphthéritique, c'est ce qu'on ne peut affirmer ?

Parmi les premiers observateurs du xvie siècle, Deslandes cite d'abord (*Journal des progrès*, etc., 1827, t. I, p. 152) un médecin du nom de Pierre Forest qui, en 1557, fut témoin, à Alkenaër, en Hollande, d'une épidémie très-meurtrière de mal de gorge avec ulcères sur les amygdales, dont il fut lui-même atteint.

L'extension de la maladie aux voies aériennes produisait une suffocation telle que la mort semblait imminente (Petrus Forestus, observ., lib. vi, *De febribus publice grassantibus* et lib. vx, obs. 5 et 11).

En 1563, une épidémie semblable s'étend sur le royaume de Naples, la Sicile, l'île de Malte et gagne, en 1564, Constantinople et Alexandrie ; Jean-Antoine

Soglia de Naples, se fait l'historien de cette épidémie, mais ne parle, en aucune manière, de la paralysie du voile du palais.

En 1565, la même maladie fut observée à Bâle, par Jean Wierus qui nous dit que la même affection régnait à cette époque à Dantzig, à Cologne, à Augsbourg.

Baillou, en 1576, décrit l'angine couenneuse qui régnait épidémiquement à Paris et, le premier, depuis Aëtius, indique la fausse membrane, mais sous une forme bien dubitative, car ce savant déclare d'abord qu'on n'avait pas compris la cause de la gêne de la respiration (non est deprehensa tam sævi morbi et difficultatis spirandi causa), puis il rapporte l'observation d'un chirurgien, dont il ne donne pas le nom, qui trouva cette fausse membrane dont on a fait à Baillou tant d'honneur : « Chirurgicus affirmavit se secuisse cadaver pueri ista difficili spiratione, et morbo incognito sublati ; inventa est pituita lenta, contumax, quæ instar membranæ cujusdam arteriæ asperæ erat obtenta, ut non esset liber exitus et introitus spiritui externo ; sic suffocatio repentina. »

En Espagne, Lud. Mercatus, médecin de Philippe III (1608), François-Perez Cascalès (1611), de Hérédia (1690), décrivent, sous le nom de garotillo, une épidémie diphthéritique de laquelle ils disent que ceux qui en sont atteints périssent : « instar laqueus suffocatorium. » Sgambati (1619) et Carnevale (1620) à Naples, sous le nom de : affectus strangularius, nous donnent une description assez fidèle d'une épidémie de Naples dans laquelle beaucoup d'enfants mouraient : « Ad putrilaginem et corruptionem ductæ partes, viam ingredientis, egredientisque æris impediunt, arctant, claudunt. »

Cortesius, à Messine, en 1625 ; Aetius Cletus, Signi-
nus, à Rome, en 1626 ; Zacutus Lusitanus, sous les
noms de : angine pestilentielle et de maladie strangu-
latoire décrivent aussi l'épidémie du commencement du
XVIIe siècle ; mais, de toutes ces descriptions, il ne res-
sort rien de nouveau quant à la nature de la maladie ;
cependant Marc-Aurèle Séverin, médecin napolitain,
paraît, en 1641, avoir entrevu la paralysie diphthéritique, car il signale, comme pouvant faire suite à la
maladie, l'adynamie et un état prolongé d'imbécillité.

En France, René Moreau étudie aussi la maladie qui
nous occupe et se fait le commentateur de Marc-Aurèle
Séverin, pendant que Thomas Bartholin, en Danemarck,
observe l'épidémie diphthéritique qui venait d'envahir
son pays.

Wolfgang Wedel, d'Iéna, au commencement du
XVIIe siècle, rapportant l'observation d'un père qui, ayant
perdu cinq enfants de la diphthérie, ne sauva le sixième
qu'en s'éloignant au plus vite, signale la gravité de
l'angine contagieuse des enfants, et nous dit que cette
maladie est plus fréquente en Italie que dans les pays
du nord de l'Europe ; mais, pas mieux que ses devanciers, il ne parle de paralysies consécutives à la maladie
qu'il décrit.

En 1735, Cadwater-Colden observe une épidémie
d'angine diphthéritique, laquelle, née à Kingstown, se
serait étendue ensuite à la plupart des colonies anglaises
de l'Amérique du nord et, dans la description qu'il donne
de la maladie, ce savant nous paraît avoir bien remarqué, non les paralysies, mais la diphthérie généralisée
et, en particulier, la diphthérie cutanée, car, en parlant
de l'épidémie par lui observée, il s'exprime ainsi : « La

maladie débute par un mal de gorge avec ulcères et eschares blancs qui, plus tard, deviennent noirs ; des mortifications se produisent aussi derrière les oreilles, aux parties génitales, aux plaies des vésicatoires, aux piqûres de saignée.

En 1743, 1746, 1747 et 1748 Paris est éprouvé par une violente épidémie diphthéritique que décrit Malouin et surtout Chomel l'Ancien dans un ouvrage publié en 1749, et ayant pour titre : *Dissertation historique sur l'aspect du mal de gorge gangréneux*, lequel ouvrage signale nettement la paralysie du voile du palais, et mentionne un cas de strabisme consécutif à ce mal de gorge gangréneux.

En Italie, Bellini, à ce que nous apprend M. Imbert Gourbeyre, soixante ans avant les travaux de Chomel, aurait parlé des paralysies survenues dans l'angine et, pour les expliquer, il invoquait la pression sur les carotides ; en 1747 et 1748 Ghisi, observant l'épidémie qui régnait alors à Crémone, remarqua, comme Chomel, que la maladie donnait quelquefois lieu à la paralysie du voile du palais, car en parlant de cette épidémie, il dit : « Il y a retour des aliments par les narines, il y a timbre nasonné de la voix persistant plus ou moins longtemps après guérison. »

En Angleterre, Fothergill signala la même épidémie régnant à Londres, de 1739 à 1748, époque où elle passa dans le comté de Cornouailles où elle fut étudiée par Starr, qui nous dit que l'épidémie fût, en Cornouailles, plus pernicieuse qu'à Londres et qui signale nettement le gonflement œdémateux des glandes parotides, sous-maxillaires et sublinguales, des pétéchies, des eschares gangreneuses à l'anus et qui ajoute que cette épidémie se terminait souvent par l'extension aux voies respiratoires.

En 1752, la diphthérie apparaît à New-York et, en 1755, elle envahit la Suède où elle reste jusqu'en 1770, ce qui permet aux médecins suédois Bergius, Schulz, Halenius d'étudier de visu cette maladie.

En France, Marteau de Grandvilliers décrit l'épidémie qui, en 1767 et 1768, sévissait à Aumale et, comme Chomel, il nous montre la paralysie du voile du palais compliquant la convalescence de cette maladie.

Dupuy de la Porcherie, en 1763, publie un article (*Journal de médecine de Vandermonde*, t. XVIII, p. 496) sur le mal de gorge gangréneux et épidémique qui a régné à Charon pendant l'été de 1762.

En Écosse, François Home, nous dit Bretonneau, écrit *ex professo* un *Traité sur le croup* et s'efforce, en 1765, de séparer le croup de l'angine maligne. Les idées de ce médecin d'Édimbourg qui, le premier après Asclépiade de Bithynie (1), proposa la trachéotomie régnent pendant un demi-siècle, quoique un Américain, Samuel Bard, médecin à New-York, ait, en 1784, constaté l'identité de l'angine membraneuse et du croup, mais la voix de ce médecin américain n'a pas d'écho.

Crawford en Écosse (1771), Michaëlis en Allemagne (1778) étudient aussi l'angine maligne.

En 1783, la Société royale de médecine de France, met au concours l'étude du croup et couronne le Mé-

---

(1) Les œuvres d'Asclépiade sont entièrement perdues, mais on sait son audace opératoire par la mention qu'en ont faite Galien et Cœlius Aurélianus : « Asclépiade a proposé, comme dernière ressource pour ceux qui suffoquent le plus, d'inciser le larynx ce que Cœlius Aurelianus traita de pratique coupable. »

moire de Vieusseux (*Journal de médecine* de Boyer, Corvisart et Leroux, t. XII, p. 422) qui avait établi trois variétés de croups : le croup inflammatoire, le croup nerveux, le croup chronique.

En 1807, l'empereur Napoléon, ayant eu le bon esprit d'écouter les savants de son entourage, imite l'exemple à lui donné par la Société royale de médecine, et, par un ordre daté du quartier général de Finckenstein, le 4 juin, propose de mettre au concours l'étude de la maladie qui nous occupe, étude dont les médecins de l'époque avaient senti toute l'importance.

Ce concours, dont Royer-Collard fut nommé rapporteur, fut clos en 1809 ; les deux mémoires classés les premiers furent le mémoire portant le n° 27, œuvre de Jurine de Genève, et celui portant le n° 80, appartenant à Albers de Brême.

Dans ce concours, on ne saisit pas encore l'identité de nature qui existe entre le croup et l'angine, que l'on nommait vulgairement maligne ou gangréneuse, mais il y est fort nettement fait mention des paralysies du voile du palais qui surviennent dans la convalescence de cette maladie.

Lobstein en 1817, Blaud en 1818, Desruelle en 1821, Bricheteau en 1826, publient divers articles sur l'angine couenneuse et sur les accidents nerveux qui la compliquent ; mais, pour arriver à démontrer au monde médical que les noms d'angine et de croup étaient des noms différents donnés aux nuances d'une même affection, il fallait recueillir de nouveaux et nombreux faits. Ces faits se sont présentés, dans le commencement du XIXe siècle, à l'observation d'un médecin de Tours, praticien d'une grande sagacité. Le Dr Bretonneau, témoin d'une violente épidémie qui sévissait en Touraine, a, après l'avoir observée et étudiée avec soin, trouvé dans la fausse membrane un lien à l'aide duquel il a réuni en un seul faisceau le croup et l'angine maligne.

Sous l'énergique impulsion imprimée par Bretonneau, Guersant père, Blache et surtout Trousseau, ou se remit à étudier avec ardeur la diphthérie, son histoire, son étiologie, ses complications. Des savants français, des savants étrangers, les praticiens des villes comme ceux des campagnes, recherchèrent et recueillirent avec soin les cas de paralysie diphthéritique; aussi, quand parut le mémoire de M. Maingault, il fut, comme l'a dit M. Gubler, l'expression dernière de cet état des esprits. M. Maingault, dans son mémoire, fait l'histoire des paralysies diphthéritiques depuis la publication de Chomel, et ce furent ces cas de paralysies consécutives à l'angine couenneuse et au croup, rapportés et analysés par M. Maingault, qui servirent à fonder l'histoire de la paralysie diphthéritique, paralysie attribuée par Trousseau et par l'auteur du mémoire à une manifestation spéciale de l'intoxication diphthéritique.

Sans crainte d'être contredit, nous pouvons avancer que c'était alors l'époque de l'étude fructueuse des paralysies diphthéritiques, et pourtant, malgré les travaux de beaucoup de médecins, et parmi eux des plus érudits, la paralysie diphthéritique constitue encore aujourd'hui l'un des points les plus obscurs de l'histoire de la diphthérie.

La doctrine qui parut tout d'abord sur la nature des paralysies diphthéritiques fut, avons-nous dit, celle de la spécificité; mais cette doctrine venait à peine de voir le jour qu'elle fut vivement attaquée par M. Gubler, dans un mémoire tendant à prouver que l'on devait rejeter ces paralysies dans la grande classe des paralysies consécutives aux maladies aiguës.

Jusqu'au mémoire de **M.** Gubler, l'attention des observateurs s'était surtout concentrée sur les paralysies survenues à la suite du croup et de l'angine membraneuse, mais ce médecin, voulant réfuter la doctrine de la spécificité, apporta, comme contre-partie aux études de MM. Trousseau et Mingault, de nombreux cas de paralysies succédant aux phlegmasies, aux pyrexies, à la rougeole, à la scarlatine, à la variole, et chercha à démontrer les deux propositions suivantes : 1° la forme et la marche des accidents de paralysie ne sont point dues à la diphthérie, par la raison qu'ils peuvent se montrer dans beaucoup d'autres maladies avec les mêmes caractères; 2° que le nombre des paralysies appelées diphthéritiques avait été énormément grossi aux dépens des paralysies survenues après des angines simples, inflammatoires, etc.

Parmi les médecins, beaucoup se rangèrent du côté de M. Gubler, mais un grand nombre restèrent fidèles à la doctrine précédente; aussi M. Germain Sée jugea opportun de porter la question devant la Société médicale des hôpitaux. Là, elle fut débattue entre MM. Trousseau, G. Sée, Mingault, Gubler, H. Roger, Bouchut et Empis, mais tous ces débats contradictoires ne purent résoudre définitivement cette question.

Néanmoins, il fut reconnu par M. G. Sée les trois faits qui suivent :

Que de simples angines pouvaient être suivies d'accidents paralytiques en tout semblables à ceux consécutifs à l'angine couenneuse;

Que des paralysies de type diphthéritique s'étaient montrées, exceptionnellement, il est vrai, à la suite de maladies autres que les angines ;

Que des deux faits précédents, il en résultait que la forme de la paralysie appelée diphthéritique n'était point le privilége exclusif de la diphthérie.

Depuis cette époque, les paralysies consécutives à la diphthérie n'ont plus été en France l'objet d'aussi vives controverses, mais de nombreuses observations ont néanmoins été publiées sur ce sujet. Parmi les travaux auxquels ont donné lieu l'étude des paralysies diphthé-ritiques, qu'il nous soit permis de citer surtout ceux de MM. J. Gée (1864), Ed. Lallement (1864), Colin (1864), Billard (1865), Tavigot (1866), Philippeaux (1867), Faucher Prosper (1867); l'observation importante de MM. Charcot et Vulpian (décembre 1862) sur laquelle nous aurons l'occasion de revenir en parlant de la pathogénie des accidents paralytiques.

A l'étranger, les publications se rapportant aux paralysies diphthéritiques ne sont, si je ne me trompe, guère plus nombreuses que celles publiées chez nous. Bissel, médecin américain, fait, en 1862, à propos de la diph-thérite, une intéressante communication à la Société médicale de New-York.

Hermann Weber, médecin à Londres, publie, en 1861, une série de résultats importants concernant la maladie qui nous occupe et cherche à donner une explication des paralysies diphthéritiques. Greenhow, en 1863, Wade, en 1862 et en 1864, le D' Paterson, en 1866, S. Ringer et Hayden, en 1868, compatriotes de H. Weber, apportent aussi leurs observations particulières à l'histoire de la diphthérie.

En 1867, Buhl, dans le troisième volume du *Journal de Biologie*, publie, en Allemagne, une autopsie avec lésion des racines nerveuses, lésion dont cet Allemand se servit pour fonder une théorie sur le développement des paralysies diphthéritiques. Jaffé Max écrivit, en 1862 et 1868, d'assez longs articles sur la diphthérite et adoptant, en 1868, les idées émises par Buhl, l'année précédente, cherche à soutenir et à répandre la théorie de son compatriote.

En 1868 parut le livre de M. le professeur Lasègue sur les angines, et le travail de M. Bouchut sur la leucocythémie aiguë dans la résorption diphthéritique. En janvier 1872 parut la thèse de M. Bailly sur les paralysies consécutives à quelques maladies aiguës; en juillet de la même année, la thèse de M. Robinson Beverley sur la thrombose cardiaque dans la diphthérie, et en 1873, la thèse de M. Labadie-Lagrave sur les complications cardiaques du croup et de la diphthérie, et en particulier sur l'endocardite secondaire diphthéritique.

Malgré toutes ces nombreuses et savantes publications concernant l'étude des paralysies diphthéritiques, M. Jaccoud, en parlant de ces paralysies, dit que leur pathogénie est encore loin d'être élucidée, et, dans l'article Diphthérie du *Nouveau Dictionnaire*, MM. Lorain et Lépine nous disent que l'avenir seul pourra nous indiquer bien nettement si l'on est réellement en droit de faire une espèce du groupe des paralysies diphthéritiques, et ils ajoutent qu'à l'égard de leur pathogénie, la science n'est riche que d'hypothèses.

CHAPITRE III.

Les lésions pharyngées ou laryngées sont allées en diminuant, l'intensité des symptômes va s'affaiblissant de jour en jour, le malade reprend peu à peu ses forces et la convalescence est presque arrivée, lorsque, tout à coup, surviennent diverses paralysies qui vont suspendre la guérison, prolonger la convalescence pendant longtemps, et même causer la mort, par leur persistance ou par l'importance des organes atteints.

De ces paralysies, nous allons en parler, mais avant de les étudier nous devons, ce nous semble, dire quelques mots de leur fréquence, quoique les éléments indispensables à une détermination précise fassent complètement défaut ou soient bien incomplets, ce qui tient à trois causes :

Dès le commencement de leur convalescence, les malades, quittant l'hôpital, sont perdus de vue.

Quelques diphthéries peu intenses ne nécessitent ni l'entrée à l'hôpital, ni les soins journaliers d'un médecin.

Un grand nombre de sujets, succombant prématurément, n'ont pas donné aux symptômes de la paralysie le temps de se montrer.

Pour toutes ces causes, nous n'avons que des données approximatives sur la fréquence relative des paralysies consécutives à l'angine couenneuse, aussi nous comprenons fort bien que des praticiens aient pu se demander si les paralysies sont plus fréquentes après la diphthérie qu'après les autres maladies aiguës, telles que la pneumonie, la fièvre typhoïde, la variole, etc. Si oui, on agit fort bien en faisant des paralysies diph-théritiques une classe particulière et en recherchant les raisons de cette plus grande fréquence; mais si, au contraire, ces accidents de paralysie ne sont pas plus nombreux après la maladie qui nous occupe qu'après les autres maladies aiguës, il n'y aucune raison pour faire une section particulière des paralysies succédant à l'angine couenneuse ou au croup.

Notre opinion est que les paralysies diphthéritiques doivent occuper une place à part des paralysies consé-cutives aux autres maladies aiguës, par la raison que la fréquence des paralysies diphthéritiques, fréquence qui, du reste, a varié avec les diverses épidémies, est environ d'un dixième.

M. H. Roger, relevant les cas de diphthérie de tous les services médicaux de l'hôpital des Enfants pendant l'année 1860, nota 210 cas de diphthérie plus ou moins généralisée : angine couenneuse, croup laryngé, croup trachéal, et, sur ces 210 cas, observa 36 fois la para-lysie; mais, sur ces 36 cas, 27 fois la paralysie fut loca-lisée à l'isthme du gosier.

M. le Dr Lemarié (de Pont-Audemer), dans l'espace de quelques mois, traita 18 personnes d'angine couen-neuse; sur ces 18 malades, il y en eut 6 qui furent em-portés par la maladie, et les 12 qui survécurent pré-sentèrent tous une paralysie consécutive.

Sur 141 cas de diphthérie, M. Garnier nous cite 15 cas de paralysie; mais un grand nombre de sujets sont morts de bonne heure, ne donnant pas aux symptômes paralytiques le temps de se dévolopper.

Hermann Wéber nous apprend que, sur 190 malades survivants, soignés soit par lui, soit par d'autres, il a noté 16 fois des accidents de paralysie.

Dans l'épidémie de 1857-1858, le Dr Bouillon-Lagrange note 4 cas de paralysie sur 50 malades ayant survécu.

M. Moynier, sur 29 cas de diphthérie, signale 8 fois la paralysie.

Sur 19 clients qui le consultèrent dans le cóurs d'une épidémie diphthéritique, M. Barascut nous dit avoir observé 8 cas de paralysie.

M. Sellérier, sur 160 cas d'angine couenneuse observés dans une épidémie de diphthérie qui sévissait dans le département de l'Eure, nous dit n'avoir rencontré que 3 fois des accidents de paralysie, et un médecin anglais du comté de Kent, M. le Dr Monckton, de Maidstone, écrivant en 1862 à Hermann Weber, lui apprend que sur 300 malades par lui observés, il n'en a noté que 9 qui aient offert des accidents paralytiques manifestes.

De ces diverses statistiques que nous résumons dans le tableau suivant, nous voyons que la fréquence des paralysies diphthéritiques est de 9,93 pour 100.

OBSERVATEURS. Messieurs les Docteurs :	Nombre de cas observés.	Nombre cas de paralysie.
H. Royer.	210	36
Lemarié	18	12
Garnier	141	15
Weber, Hermann	190	16
Bouillon-Lagrange	50	4
Moynier	29	8
Barascut	19	8
Sellerier	160	3
Monckton	300	9
	1117	111

Comme nous l'avons dit plus haut, nous ne possédons que des données trop incomplètes pour pouvoir établir d'une manière bien positive la fréquence relative des paralysies consécutives à la diphthérie, mais que les médecins des hôpitaux d'enfants, imitant l'exemple donné par M. Roger, fassent chaque année le relevé des cas se présentant dans leur service; que les praticiens des campagnes, comme ceux des villes, prennent note des cas par eux observés dans le cours d'une épidémie diphthéritique, et, avant qu'il soit longtemps, la fréquence des paralysies consécutives à l'angine couenneuse ou au croup sera chose complètement élucidée.

CHAPITRE IV.

DE LA FORME DES ACCIDENTS PARALYTIQUES CONSÉCUTIFS A LA DIPHTHÉRIE.

Les accidents paralytiques consécutifs à l'angine couenneuse offrent des caractères particuliers qui les différencient du plus grand nombre des paralysies, et qui font que, à peu de chose près, ces paralysies se ressemblent toutes, car généralement elles suivent une loi de propagation que l'on peut formuler ainsi : la paralysie du voile du palais ouvre la marche, puis viennent des troubles visuels précédant la paralysie des membres inférieurs, et la paralysie des membres inférieurs précède elle-même celle des membres supérieurs, des muscles du tronc et des muscles respirateurs; mais cette loi de propagation, formulée depuis déjà longtemps, souffre des exceptions.

Parmi ces exceptions, nous devons citer :

1° Le cas du Dr Paterson, dont nous avons parlé plus haut.

2° L'observation n° 34 de M. H. Roger, dans laquelle il ne se montra aucun accident du côté des membres, quoiqu'il y eût paralysie des muscles du tronc et du diaphragme.

3° L'observation n° 32 du même auteur, qui n'est autre qu'un cas de paralysie localisée du sphincter anal.

4° Le cas observé par Thirial, en 1833, et rapporté par M. Moynier, qui nous dit : « Dans la convalescence d'une angine diphthéritique se déclara une paralysie généralisée, laquelle débuta par les membres du côté droit, atteignit le rectum et la vessie, et cependant la parole, la sensibilité, restèrent intactes, et il n'y eut pas de paralysie gutturale. »

5° Les observations 1 et 5 de la thèse de M. Jules Pératé, qui nous dit :

Observation II (Première de Pératé).

Fille de 14 ans. Amygdales et pharynx recouverts de fausses membranes d'un blanc nacré. Traitement pendant douze jours avec poudre d'alun et cautérisation avec le nitrate d'argent. Les accidents locaux disparaissent; l'enfant présente bientôt de l'irrégularité dans le pouls; le facies perd son expression; ses traits s'affaissent, les lèvres pendent; la salive s'écoule; les muscles sacro-lombaires ont perdu leur énergie; la colonne vertébrale est infléchie en avant; la marche est chancelante; le moral est aussi affaissé que le physique. Cette fille paraît être dans un état complet d'idiotisme. Trois mois après, tous ces phénomènes morbides avaient disparu.

Observation III (Cinquième de Pératé).

Homme de 26 ans, robuste, qui fut pris d'une angine couenneuse légère; les fausses membranes étaient minces et peu étendues. Trois cautérisations et quelques gargarismes suffirent pour faire tout disparaître. Cet homme, marchant ambulant, se met en voyage se croyant guéri.

Au milieu de son voyage, il s'aperçoit que ses jambes faiblissent ; il ne peut plus monter un trottoir sans prendre un appui ; bientôt des fourmillements se font sentir depuis les orteils jusqu'aux genoux, et depuis les doigts jusqu'aux coudes ; la respiration est gênée, le malade expectore une quantité considérable de mucosités filantes et d'une odeur nauséabonde.

Rien à l'auscultation ni à la percussion ; le pouls est d'une lenteur remarquable, il bat 50 pulsations par minute, il est régulier ; l'appétit revient, les aliments sont bien pris, et malgré cela les membres s'affaiblissent au point qu'il faut bientôt conduire le malade par les bras ; il ne peut plus tenir de cuiller ; il est presque paralysé. Vésicatoires de la nuque au coccyx de quatre doigts de largeur ; pilules de brucine ; vin et viandes grillées.

Après un mois, tout commence à disparaître insensiblement ; un mois plus tard, la guérison est complète.

6° Le fait rapporté par le D\^r Loyauté, qui nous dit avoir vu une cécité complète développée en trois jours dans la convalescence d'une angine diphthéritique, sans qu'on eût aperçu le moindre symptôme de paralysie gutturale.

Malgré ces exceptions, nous pouvons dire que c'est ordinairement la paralysie pharnygo-palatine qui ouvre la série des phénomènes paralytiques, et, considérant l'époque à laquelle elle se montre, nous diviserons les paralysies gutturales en deux groupes :

Premier groupe. — Paralysies précoces se montrant avant que l'angine soit complètement guérie.

Second groupe. — Paralysies tardives, qui se montrent quelques jours après que la maladie est guérie, lorsque depuis quelque temps déjà l'isthme du gosier a recouvré la régularité de ses mouvements.

Pendant longtemps on a pensé que les accidents paralytiques du premier groupe restaient ordinairement limités à l'arrière-gorge, mais de nombreux

exemples sont malheureusement venus donner tort à
cette opinion, et ont clairement démontré que des paralysies palatines nées pendant la période aiguë. de l'angine couenneuse, disparaissant même complètement
pendant les premiers jours de la convalescence, ont été
suivies d'autres accidents paralytiques.

De même aussi, il ne paraît exister aucun rapport
saisissable entre la précocité ou le retardement des
accidents gutturaux et l'intensité plus ou moins grande
des lésions du pharynx.

La paralysie diphthéritique débutant généralement
par le pharynx pour suivre une marche à peu près
régulière, quelques praticiens ont pensé que, puisqu'il
était possible de prévoir l'ordre dans lequel évolueront
les accidents paralytiques, il y aurait peut-être moyen
de déduire de l'un d'eux la future apparition de celui
qui doit le suivre, et peut-être aussi d'en fixer l'époque ;
mais, les observations les mieux faites, les cas les mieux
étudiés n'ont encore donné aucun résultat à cet égard.
A l'heure actuelle il est de toute impossibilité au médecin de pouvoir affirmer que tels ou tels accidents
succéderont ou ne succéderont pas à tels ou tels autres.

Quelques observations nous montrent même que,
rarement, il est vrai, les divers symptômes de la paralysie diphthéritique ont alterné les uns avec les autres :
un jour, la main droite semble insensible et faible, mais
le lendemain elle est revenue à son état normal et
c'est la main gauche qui à son tour est prise ; une
jambe intacte aujourd'hui est paralysée le lendemain,
tandis que la jambe prise la veille est redevenue forte
et sensible. En un mot, c'est un va-et-vient constant qui
a fait comparer cette paralysie, par M. Billard, a un

souffle ou aura se promenant par tout le corps, passant d'une région à une autre et ayant le pouvoir d'annihiler la puissance musculaire, « migration inexplicable dans ses causes et dans ses effets. »

Nous avons dit et nous avons montré par quelques exemples que la paralysie du pharynx faisait quelquefois complètement défaut ; il nous reste maintenant à rechercher s'il s'est présenté quelques cas dans lesquels les accidents paralytiques gutturaux n'ont point été le phénomène de début. Ces cas ont existé, mais ils sont de beaucoup moins nombreux que les précédents, qui déjà, nous l'avons vu, sont assez rares ; néanmoins ils se sont présentés à l'observation de quelques praticiens, entre autres du docteur Bissel qui, dans le rapport adressé à la Société médicale de l'état de New-York, nous dit avoir remarqué quelques individus chez lesquels le premier signe de la paralysie diphthé-ritique se montra d'abord dans les membres, avant d'atteindre le pharynx et la langue.

M. le docteur Barascut, dans l'observation portant le numéro 5, nous montre aussi la paralysie n'affectant le voile du palais, qu'après qu'elle eut envahi les membres.

CHAPITRE V.

TROUBLES DU CÔTÉ DE LA VISION CONSÉCUTIFS A LA DIPHTHÉRIE.

L'affaiblissement de la vue complique assez fréquemment les paralysies dues à la diphthérie, car Hermann Weber signale 21 cas ayant amené des troubles visuels ;

mais il n'entre dans aucun détail sur les causes et la marche des accidents.

M. Le Dr Loyauté, dans l'épidémie qu'il observa, remarqua 6 fois des troubles du côté des yeux et, comme M. Maingault, il observa que les pupilles se contractaient bien, tandis que d'autres praticiens ont quelquefois signalé une paralysie de l'iris amenant conséquemment une dilatation permanente de la pupille.

Dans l'observation portant le n° 5, M. Faure nous montre un malade chez lequel la pupille droite était plus dilatée que la gauche, et l'observation 28 de M. Maingault se rapporte à un cas de strabisme externe avec chute de la paupière supérieure.

Ces troubles visuels relatés par les divers auteurs sous les dénominations d'amaurose complète ou incomplète, d'amblyopie ou d'affaiblissement de la vue, de brouillards, de presbytie, de myopie et même de cécité ne se présentent pas tous au même degré.

Si nous classons tous ces troubles visuels par ordre de rareté, nous aurons en première ligne la cécité complète, dont un cas est rapporté par M. Loyauté, ce après quoi viendront la myopie et la presbytie.

Cette dernière affection est la plus fréquente ; aussi en parlant des troubles visuels dus à la diphthérie Greenhow nous dit : « que le plus souvent les malades voient nettement les objets éloignés, ce qui, en recourant aux verres convexes, leur permet de corriger leur infirmité. »

Rarement les malades sont obligés de rapprocher les objets de leurs yeux pour les voir distinctement. Cependant Trousseau cite « une jeune fille qui lisait fort nettement à travers ses lunettes de presbyte et qui, au bout de quinze ou vingt jours, devint si myope qu'elle ne pouvait qu'à grande peine lire des caractères ordinaires placés à 2 ou 3 centimètres de ses yeux. »

Un savant hollandais, M. le professeur Donders, d'Utrecht, nous dit que ces troubles de la vue, qui ne se présentent pas toujours au même degré dans les deux yeux, peuvent quelquefois se montrer comme sévissant d'une manière générale, et il ajoute avoir observé, que dans certaines épidémies, la paralysie de l'accommodation était survenue chez tous les malades qui avaient pu échapper à la mort.

Les cas de strabisme observés jusqu'ici nous ont paru être plus rares que les cas d'amblyopie et le rapport entre ces deux affections pourrait, selon nous, être exprimé par la fraction 24/13.

Chomel, nous l'avons vu, avait déjà noté un cas de strabisme ; M. Maingault, dans l'observation 27, nous montre un cas dans lequel l'œil regardait en dedans, et dans l'observation 28 du même auteur, nous voyons, du strabisme externe avec chute de la paupière supérieure.

Dans l'observation 35 de M. H. Royer, nous voyons, comme dans l'une de nos observations, le strabisme interne coïncider avec une hémiplégie faciale du même côté.

L'examen ophthalmoscopique n'ayant jamais, à notre connaissance du moins, révélé des lésions matérielles qui puissent expliquer les troubles que nous venons d'indiquer, on s'accorde aujourd'hui, avec Follin, Von Græfe et Donders pour attribuer l'impuissance visuelle surtout à un défaut d'accommodation, que démontrent la mydriase et l'éloignement du punctum proximum.

Un certain degré d'insensibilité de la rétine ou du nerf optique paraît aussi être cause de l'amblyopie, car M. Tavignot cite un cas d'amblyopie gauche dans lequel la pupille gauche ne se contractait point quand l'œil droit était fermé, ce qui tient à ce que, dans ce cas, le nerf optique du côté gauche était incapable de transmettre les impressions reçues.

CHAPITRE VI.

TROUBLES DU LANGAGE CONSÉCUTIFS A LA DIPHTHÉRIE.

A la suite de la diphthérie on rencontre quelquefois une grande diminution du sens du goût unie souvent à une paralysie de la langue, mais ces accidents, fort rares du reste, surtout pour ce qui concerne la paralysie de la langue, ne sont généralement mentionnés que d'une façon fort incomplète. Malgré le vague qui entoure la plupart des observations ayant trait aux troubles du langage, nous pouvons citer quelques exemples montrant qu'à la suite de l'angine couenneuse, le malade peut être atteint d'une paralysie plus ou moins grande de la langue. Nous nous souvenons d'avoir vu, dans le service de M. le Dr Bergeron, un enfant qui, à la suite d'une diphthérie pharyngée, avait conservé pendant plusieurs jours de la difficulté pour prononcer certains mots, et nous avons parfaitement remarqué que le jeune Albert B..., dont nous citons l'observation, avait encore, un mois après être entré en convalescence, une parole lente et difficile et sa langue qui ne se tirait qu'avec une certaine difficulté.

Dans son observation 25, M. Maingault nous dit avoir vu, chez un homme atteint de paralysie diphthéritique, la parole embarrassée, la langue difficile à se mouvoir et tremblotante ; il avait en outre un bégaiement très-prononcé dont s'inquiétait beaucoup le malade ; aussi cette paralysie diphthéritique offrait une certaine ressemblance avec la paralysie générale progressive.

Souvent le malade n'a de la difficulté qu'à prononcer certaines consonnes, et le plus souvent les consonnes qui offrent cette difficulté sont celles qui se prononcent avec les lèvres. Dans l'observation portant le numéro 27, M. Maingault nous montre un enfant dont la parole est lente, l'articulation des mots difficile, et, malgré tous ses efforts, cet enfant ne peut prononcer les consonnes labiales.

M. Billard, si je ne me trompe, raconte qu'à la suite de la diphthérie il devint complètement aphone, et M. Philippeau nous parle d'un malade qui éprouvait la plus grande difficulté à prononcer les consonnes quelles qu'elles fussent ; mais de toutes les observations concernant les troubles de la parole consécutifs à la diphthérie, la plus intéressante, sans contredit, est celle rapportée par M. Moynier sous le numéro 4.

OBSERVATION IV (Quatrième de M. Moynier).

Monsieur A... ne pouvait plus prononcer certains mots ; soit qu'il lût, soit qu'il parlât, il se trouvait tout à coup arrêté devant quelques assemblages de sons. Je le fis lire, et, en effet, je le vis à la quatrième ligne s'arrêter involontairement. Avec ses lèvres et sa langue il faisait des efforts impuissants. Le mot une fois passé, il reprenait sa lecture jusqu'à ce qu'un autre obstacle l'arrêtât. Le voile du palais était relâché d'un côté. Cette situation devint plus grave ; le nombre de mots difficiles ou impossibles à prononcer augmenta ;

bientôt il ne put plus parler, puis apparurent le nasonnement et la dysphagie. Sa femme fut prise des mêmes symptômes, seulement, chez elle, la voix était plus nasonnante. La sœur de madame A... fut prise de la même manière.

Le manque de renseignements plus nombreux et surtout plus précis ne permettent que difficilement d'apercevoir clairement la physiologie pathologique des divers troubles mentionnés dans ce chapitre.

Les uns cependant paraissent devoir tenir à la paralysie de certains muscles de la langue, tandis que les autres ne nous paraissent dus qu'à la seule paralysie de l'arrière-gorge.

Dans les cas d'aphasie partielle ou totale, dans ceux où la langue est tremblotante, animée d'un mouvement ondulatoire, où le malade bégaie, il est évident que l'innervation motrice de cet organe est en souffrance ; quant à la difficulté de la prononciation des consonnes, elle doit tenir à la paralysie gutturale qui suffit à effacer la netteté de l'articulation et à rendre difficile la prononciation de certaines lettres.

CHAPITRE VII.

DE LA PATHOGÉNIE DES PARALYSIES CONSÉCUTIVES A LA DIPHTHÉRIE.

Quelles sont les causes qui produisent les paralysies diphthéritiques ? comment se propagent-elles ? sont-elles dues à des lésions matérielles des centres nerveux ou de la périphérie, lésions qui dans les autres affections aiguës, la fièvre typhoïde et la variole, par exemple, ont-été démontrées ou rendues probables par les ré-

cents travaux de MM. Hayem, Liouville et Laveran ?
Faut-il attribuer les paralysies consécutives aux angines
couenneuses à l'asthénie, ou bien faut-il les considérer
comme le résultat de la seule inflammation qui, de la
muqueuse du pharynx, se transmettrait aux nerfs palatins ? Cette dernière opinion qui pendant quelque temps
a été considérée comme la seule pouvant expliquer les
paralysies diphthéritiques ne doit plus être acceptée
qu'avec une très-grande réserve, car il nous paraît bien
évident que l'inflammation de la muqueuse n'est pas,
ou tout au moins n'est point l'unique condition patho-
génique de la paralysie palatine. M. Maingault, après
avoir professé tout d'abord la théorie des lésions locales
dans la production de la paralysie palatine, déclarait,
dans une séance de la Société médicale du 11 novembre 1860, abandonner cette théorie : « J'avais cru à la
paralysie palatine par violence de l'inflammation ; j'y ai
renoncé. »

Si, en effet, la phlegmasie de la muqueuse était cause
efficiente des paralysies, est-ce que nous ne trouverions
pas bien plus souvent la paralysie après les angines
simples, phlegmoneuses, et il est incontestable et incon-
testé que les paralysies gutturales diphthéritiques ont,
sur les paralysies consécutives aux autres angines, une
écrasante supériorité de nombre qui les distingue.

Cette plus grande fréquence des paralysies palatines
diphthéritiques comparée aux paralysies palatines qui
succèdent aux autres angines doit avoir une raison
d'être, mais jusqu'en décembre 1862, époque à laquelle
MM. Charcot et Vulpian lurent à la Société de biologie
une note sur l'état des muscles et des nerfs du voile
du palais dans un cas d'angine diphthéritique, on ne

possédait aucune donnée anatomo-pathologique sur les paralysies diphthéritiques. Toutes les autopsies faites jusqu'à cette époque, même celles faites avec le plus grand soin sous les yeux de Trousseau et de Blache, n'avaient rien fait découvrir qui pût expliquer les paralysies diphthéritiques.

L'intensité, l'existence même de l'angine couenneuse, nous l'avons vu, ne sont pas indispensables à la production de ces paralysies; il nous faut donc alors admettre une influence spéciale due à la diphthérie, une action particulière du virus diphthéritique; car, comme la fièvre typhoïde et la variole, la maladie qui nous occupe est une maladie contagieuse et infectieuse dans laquelle, comme dans toutes les septicémies, il y a fréquemment albuminurie et une altération spéciale du sang.

Dans l'angine diphthéritique maligne, dit M. Millard, on observe habituellement à l'autopsie une altération spéciale du sang qui est surtout prononcée dans les cas où la maladie a été très-toxique. Au lieu d'être d'un rouge plus ou moins foncé, le sang est brun et comparable soit à du jus de pruneaux, soit à du jus de réglisse, ou à de l'eau dans laquelle on aurait délayé de la suie; il tache les doigts presque comme de la sépia, et communique aux organes qui en sont imprégnés, viscères et membranes muqueuses, une teinte sale caractéristique. Lui-même est trouble et légèrement bourbeux; les caillots qu'il forme ont, à part leur mollesse, une sorte de ressemblance avec du raisiné trop cuit.

Dès 1860, M. Gubler, jugeant que les lésions des plans musculaires ne pouvaient suffire à expliquer les paralysies palatines, insista sur la disposition anatomique des nerfs du voile du palais et avança, sans toutefois apporter des preuves à l'appui de son opinion, que ces paralysies devaient tenir à une inflammation des nerfs du voile du palais.

Deux ans après, MM. Charcot et Vulpian vinrent, par l'observation suivante, donner raison à l'opinion de M. Gubler et prouver qu'en effet la paralysie du voile du palais succédant à la diphthérie est liée à des modifications de structure qui la révèlent nettement à l'anatomiste. Cette observation, qui nous montre un cas de névrite chronique, d'atrophie nerveuse consécutive à une angine coüenneuse des plus bénignes, est ainsi conçue :

OBSERVATION V (Messieurs Charcot et Vulpian).

Guillory, 51 ans, passementière, cancer du col depuis un an, très-émaciée, profondément anémique. Fausses membranes à droite et à la luette, sans engorgement ganglionnaire ; fort peu de réaction fébrile ; cautérisations par le nitrate d'argent. Neuf jours après le début, voix nasonnée ; dix jours après, déglutition des liquides impossible ; ils passent par les fosses nasales. Le voile n'est ni flasque ni tombant, seulement il reste en grande partie immobile pendant la prononciation des voyelles : a, e, et aussi dans la déglutition simulée. Toutes les parties, du reste, ne paraissent pas également affectées ; ainsi, pendant la prononciation des voyelles : a, e, il se produit une contraction assez manifeste des glosso-staphylins. Par l'électricité, les palato-staphylins et pharyngo-staphylins manifestent de très-légères contractions. Sensibilité générale partout normale ; pas de traces de paralysie des membres : organes des sens intacts ; pas d'albuminurie (application directe des pôles et faradisation sur le voile). Alimentation bientôt presque impossible. Un mois après, mort par hémorrhagie utérine, pleurésie et marasme.

A l'œil nu, muscles du voile plus pâles que normalement; au microscope, la plupart ont conservé leurs caractères ordinaires. Vingt-quatre heures après la nécropsie, on voit assez manifestement les stries transversales. Çà et là, interposées aux fibres saines, sont des fibres plus ou moins remplies de granulations graisseuses. Les nerfs musculaires présentent des altérations remarquables ; certaines fibres sont constituées par des tubes vides de matière médullaire. Sous le névrilème, de distance en distance, on voit des corps granuleux, elliptiques, avec noyau ; d'autres plus allongés, sans noyau ; mais les filets altérés à ce degré sont rares ; la plupart ne le sont que partiellement et sont composés de tubes de deux sortes, dont les uns ont une matière médullaire saine, les autres granuleuse et présentent de plus un semis de fines granulations graisseuses, soit entre les tubes, soit sous le névrilème commun. Enfin sous ce névrilème, on observe en quelques endroits des corps granuleux semblables à ceux de certains foyers de ramollissement cérébral. La membrane muqueuse est saine ; çà et là un peu de granulations graisseuses. Il est possible que les filets nerveux, composés de tubes sains mêlés de tubes altérés, soient des tubes sensitifs sains et des tubes moteurs altérés.

Cette observation, dans laquelle nous voyons que malgré l'anémie, malgré la diathèse cancéreuse, malgré la dépression considérable de toutes les forces vitales du sujet, la paralysie ne fut pas généralisée et que la motilité des membres et la sensibilité générale furent intactes, nous montre que la paralysie palatine est due à une lésion des nerfs périphériques, lésion que l'on ne peut attribuer à l'inertie musculaire par deux raisons : 1° La malade étant morte au bout d'un mois, cette inertie ne fut pas d'assez longue durée pour pouvoir amener une atrophie des nerfs ; 2° Il y eut application directe des pôles et faradisation sur le voile du palais.

En 1867 parut une relation nécroscopique de L. Buhl dont Bærwinkel a donné un compte-rendu que nous prenons textuellement dans la thèse de Bailly :

OBSERVATION VI (Dr L. Buhl.)

Il s'agit d'un homme de 45 ans qui, reçu à l'hôpital dans un état d'affaiblissement extrême et presque sans connaissance, y mourut peu de jours après. On trouva, dans le cerveau, de nombreux petits extravasats sanguins avec ramollissement périphérique; à leur point d'union, les racines postérieures et antérieures de la moelle, y compris les ganglions spinaux, avaient un volume presque double et étaient colorés en rouge sombre par des extravasats sanguins, lesquels offraient déjà les signes du ramollissement jaune. La cause de cet épanchement était une infiltration diphthéritique des gaînes nerveuses, étendue aussi au tissu conjonctif interstitiel. C'est dans le segment lombaire que cette augmentation de volume avait atteint son plus haut degré; elle était moins accusée dans la région cervicale et encore moins dans le segment dorsal. La moelle était peu lésée; les troncs nerveux ne furent pas examinés.

Cette nécropsie de L. Buhl, qui vient confirmer les observations de MM. Charcot et Vulpian et démontrer de nouveau l'infiltration des nerfs à la suite de la diphthérie, nous fait voir cette infiltration s'étendant jusqu'aux racines spniales elles-mêmes et aux ganglions rachidiens.

De son autopsie Buhl déduisit la théorie suivante pour expliquer les paralysies diphthéritiques :

« La diphthérie, dit-il, est une maladie générale dont le caractère spécifique est une prolifération nucléaire du tissu conjonctif, maladie déterminant dans les gaînes nerveuses des infiltrations partielles qui étreindraient les faisceaux et en entraveraient la fonction. Ces altérations, ajoute-t-il, ne se produisent pas tout d'abord; elles sont d'apparition tardive; et si la science n'en possède pas plus d'exemples, il faut en attribuer la raison à ce que les sujets atteints de diphthérie ont le plus souvent succombé avant d'être paralysés. »

A l'exemple du virus du typhus abdominal qui détermine une abondante prolifération nucléaire dans les ganglions lymphatiques, le virus diphthéritique déterminerait de son côté une néoplasie de marche lente et d'intensité modérée, débutant le plus souvent, mais non

consfamment, par le pharynx et envahissant soit mé-
diatement et par propagation, soit immédiatement et
sans angine préalable, la gaîne des nerfs. De même que
dans la fièvre typhoïde, les organes infiltrés reviennent
peu à peu à l'état normal, de même aussi, après la
diphthérie, le pharynx se déterge, les éléments embryon-
naires dont il est infiltré disparaissent peu à peu et
la néoplasie des gaînes nerveuses ne tarde pas à se
résorber à son tour.

M. Max Jaffé, médecin de Hambourg, dans son troisième article sur la diphthérie publié en 1868 relate
l'observation de L. Buhl et, se ralliant à la théorie que
son compatriote a édifiée sur le résultat de sa nécropsie,
nous dit : « On peut croire aujourd'hui que l'infiltration
diphthéritique détermine une altération spéciale du tissu
conjonctif, étreint les faisceaux nerveux dans les gaînes desquelles elle s'est déposée..., qu'elle peut se pro-
pager au nerf vague, témoin le ralentissement considérable du pouls noté par les auteurs. »

Cette théorie de L. Buhl, soutenue par Max Jaffé, avait
déjà été entrevue, dès 1862, par MM. Charcot et Vulpian, car, dès cette époque, les auteurs de l'observation
de la femme Guillory paraissent vouloir accueillir favo-
rablement l'hypothèse d'un processus morbide capable
de s'attaquer isolément à telle ou telle espèce de fibre
nerveuse, épargnant les fibres sensitives, frappant de
mort les fibres motrices.

Les lésions nerveuses considérées comme causes des
paralysies diphthéritiques ne doivent plus, ce nous
semble, être l'objet du moindre doute, car, en outre de
l'observation de ces deux savants professeurs, du fait
rapporté par Buhl, nous voyons, dans l'article Diphthérie

du nouveau Dictionnaire, que MM. Lorain et Lépine ont eux aussi rencontré ces lésions : « L'un de nous, disent-ils, a pu récemment faire l'examen d'un cas semblable. »

Mais, peut-on nous dire, ces lésions bien étudiées sur les nerfs palatins existent-elles ailleurs ? Ont-elles été remarquées sur d'autres troncs nerveux ? Les autres accidents paralytiques consécutifs à l'angine pseudo-membraneuse doivent-ils être attribués aux mêmes causes ? A ces questions nous répondrons que, sauf le cas dû à M. H. Liouville et rapporté par Bailly, il n'est pas à notre connaissance que l'on ait fait de semblables recherches en dehors des cas par nous rapportés ; mais l'observation due au Dᵣ Liouville nous donne à penser que les autres accidents paralytiques ont, comme la paralysie palatine, pour cause une lésion matérielle des filets nerveux.

« Sur un sujet mort asphyxié dans le cours d'une paralysie diphthéritique, M. H. Liouville trouva les nerfs phréniques altérés à la façon des nerfs palatins de la femme Guillory ; le degré de l'altération était seulement un peu moins avancé. »

Contrairement à l'opinion de Buhl et de Jaffé, faut-il attribuer les paralysies diphthéritiques à la débilité, à la faiblesse, en un mot, à cet état d'asthénie qui suit les maladies graves ? Nous ne le croyons pas, et notre opinion est que, bien rarement, l'épuisement du malade doit être invoqué comme cause de la paralysie diphthéritique.

M. le professeur Gubler en créant la dénomination de paralysies asthéniques, diffuses, périphériques, voulut désigner ainsi les paralysies dues à la dénutrition dès tissus et liées à un état d'épuisement général ; mais la diphthérie, sauf quelques cas de diphthérie maligne qui laisse après elle un grand état de débilitation, ne produit que rarement une faiblesse telle que l'on puisse attribuer la paralysie à une débilitation extrême, quoique cependant il ne faille pas complètement négliger de tenir compte de la longue durée de l'état aigu, de la diète prolongée.

Dans certaines épidémies, la diphthérie ne donne lieu qu'à des symptômes bénins ; il n'y a souvent qu'une faible élévation de température, presque pas de fièvre, et cependant la paralysie survient (épidémie observée par M. Barascut), paralysie que l'on ne peut raisonnablement attribuer à l'asthénie.

D'autres fois, l'angine n'a été accompagnée que d'une réaction générale si peu accentuée que l'alimentation n'a pour ainsi dire pas été suspendue ; souvent même le médecin a ordonné des toniques et, malgré cela, la paralysie diphthéritique vient compliquer l'affection primitive. « En Angleterre, dit Hermann Weber, la plupart des médecins donnent dans l'affection primaire vins et toniques. Moi-même, j'ai cherché constamment à soutenir les forces, et cependant j'ai eu mon bon contingent de paralysies secondaires, parmi lesquelles quelques-unes après des cas manifestement légers. »

M. Brown-Séquard, avant l'autopsie de la femme Guillory, avait classé la diphthérie parmi les causes de paralysie réflexe : « J'admets volontiers, dit-il, qu'il y a quelque altération du sang dans la diphthérie ; j'admets aussi que cette altération peut causer un certain degré de paralysie, mais personne ne croira, ajoute-t-il, qu'une

paralysie uniquement localisée dans les membres inférieurs puisse être produite par une cause aussi générale qu'une altération du sang. »

Pour M. Brown-Séquard, les paralysies diphthéritiques ne sont autre chose que des paralysies réflexes
produites par la contraction des vaisseaux sanguins
dans les centres nerveux, dans les nerfs moteurs ou
dans les muscles, d'où résultent l'insuffisance de la nutri-
tion et l'atrophie des muscles, atrophie qui est précisé-
ment le caractère des paralysies amyotrophiques de
M. Gubler.

La théorie de Brown-Séquard, adoptée par les uns,
est rejetée par les autres, et parmi ces derniers nous
pouvons citer M. Vulpian qui, dans la *Gazette hebdomadaire* du 25 octobre 1861, en rendant compte du livre
de M. Brown-Séquard, dit : « Nous n'avons pas besoin
d'insister pour montrer que les paralysies diphthéritiques diffèrent considérablement des paralysies réflexes
précédemment énumérées. »

Pour expliquer les paralysies consécutives aux angines diphthéritiques et même aux angines non diphthéritiques, M. Colin, de son côté, a formulé la théorie suivante : « Certains actes normaux ne pouvant s'accom-
plir qu'à la condition d'une excitation périphérique
perçue par un centre nerveux, la paralysie du voile du
palais aurait pour résultat la suppression d'une de ces
excitations physiologiques et la production réflexe, pour
ainsi dire, de la paralysie généralisée; aussi pour
M. Collin la paralysie du voile du palais doit, de toute
nécessité, être l'intermédiaire entre l'angine et la généralisation de l'amyosthénie. »

A l'appui de son hypothèse, cet observateur cite bien

le fait suivant rapporté par M. Blache à la Société médicale : « Un enfant se pique le voile du palais avec un
crochet à broder, et à la suite de cette piqûre survient
une paralysie locale, puis une paralysie généralisée de
l'espèce dite diphthéritique. » Mais on peut lui opposer
que dans quelques cas de paralysies diphthéritiques la
paralysie gutturale, cet intermédiaire forcé entre la
maladie primitive et les accidents paralytiques généra-
lisés, a fait complètement défaut.

Au fait rapporté par M. Collin, on peut aussi opposer
cet autre fait, rapporté par M. Empis à la Société médicale des hôpitaux, qui montre bien que la paralysie
généralisée ne tient pas exclusivement à la paralysie du
voile du palais, car nous y voyons qu'un homme guérit
d'une paralysie générale, quoique conservant une paralysie palatine : « Un homme, autrefois atteint de syphi-
lis et d'une perte de substance du voile du palais, avait
conservé une paralysie palatine. Onze ans après, il eut
une pleurésie qui dura trois mois et le jeta dans un
grand affaiblissement : c'est dans la convalescence de
cette maladie qu'il fut frappé d'une paralysie des membres dont il guérit rapidement. La paralysie palatine
persista. »

M. Germain Sée remarquant, comme MM. Collin et
Brown-Séquard, que la paralysie consécutive à l'angine pseudo-membraneuse commençait tout d'abord
par les points affectés de diphthérie (muscle du larynx
dans le croup, voile du palais dans l'angine couenneuse),
qu'elle y restait limitée ou qu'elle se généralisait suivant l'ordre assigné à la paralysie dite diphthéritique,
a, dans la séance du 9 janvier 1861, développé devant
la Société médicale des hôpitaux les deux hypothèses

suivantes: une lésion matérielle de la moelle ou une
action réflexe d'une nature particulière.

La lésion matérielle de la moelle serait analogue à
celle des nerfs sectionnés; mais M. Sée admet plutôt une
paralysie réflexe qu'il explique ainsi : Par suite d'une
lésion dynamique ou organique, il se produit une anesthésie qui ne permet plus aux nerfs moteurs correspon-
dants de produire leur action habituelle.

D'après les symptômes de la paralysie diphthéritique,
la lésion aurait son siége dans la protubérance où abou-
tissent les nerfs de la sensibilité du voile du palais et
des membres. De ce point partent le nerf facial, les
nerfs moteurs de l'œil, les pneumogastriques et les cor-
dons antérieurs et latéraux de la moelle; j'ajouterai les
nerfs vaso-moteurs (Schiff). La sensibilité éteinte, la
motilité se perdrait par suite de l'absence d'impression
résultant de l'anesthésie des glosso-pharyngiens (et
pneumogastriques) et des nerfs sensitifs des membres.

En Angletere, Hermann Weber avait aussi émis une
théorie réflexe, mais au lieu de placer comme MM. Brown-
Séquard, Sée et Collin, le point de départ de la paralysie diphthéritique dans les modifications apportées aux
centres nerveux, il le place dans l'irritation due à l'angine, mais il a soin d'ajouter à plusieurs reprises qu'il
ne veut en aucune manière soutenir l'hypothèse suivante qu'il donne comme devant, selon lui, pouvoir
expliquer les paralysies diphthéritiques.

« Je veux, dit ce médecin de Londres, faire connaître
une autre tentative d'explication, sans lui accorder toutefois une grande valeur. La pathologie nous fournit,
dans le tétanos traumatique, une preuve que, par des
lésions périphériques, dans certaines conditions qui

nous sont inconnues, des troubles que nous appelons fonctionnels, peuvent se produire dans les centres nerveux, après même que la lésion périphérique est guérie. Nous pouvons nous figurer, par exemple, que dans ces cas, une modification spéciale s'est propagée le long des nerfs de la périphérie vers les centres. Il serait possible qu'un pareil phénomène eût lieu dans la diphthérie. Le tétanos traumatique et les troubles nerveux diphthéritiques ont cela de commun : 1° qu'entre le début de la lésion ou modification périphérique et l'invasion du trouble central, il s'écoule un certain espace de temps variable ; 2° qu'en outre, de même que c'est dans des cas rares seulement que les blessures conduisent au tétanos, de même aussi les troubles en question ne sont consécutifs qu'à quelques cas de diphthérie ; 3° qu'enfin, les plus petites blessures peuvent produire le tétanos, comme aussi les cas les plus légers de diphthérie, les troubles nerveux consécutifs. »

Cette explication est fort ingénieuse, mais elle ne peut rendre compte des cas de paralysies consécutives à la diphthérie qui se sont montrés, rarement il est vrai, sans qu'il y ait préalablement de l'angine. M. Barascut, nous l'avons dit, a observé une épidémie qui eut cela de particulier, que les symptômes furent fort bénins et que même le plus souvent les manifestations angineuses furent absentes, et cependant sur 19 clients qui le consultèrent, 8 furent atteints de paralysie.

La doctrine de l'asthénie ne pouvant expliquer ces paralysies qui surviennent sans qu'il y ait eu dénutrition des tissus et épuisement général des forces ; l'hypothèse d'une paralysie du voile du palais, comme intermédiaire forcé entre la diphthérie et les autres accidents paralytiques consécutifs ne pouvant rendre compte des paralysies diphthéritiques sans paralysie gutturale, entre autres ce cas dont parle Phelippeaux : « Un vigneron est pris de diphthérie maligne sur un exutoire du bras gauche. Une paralysie généralisée consécutive se déclara ; la gorge, dont il ne s'était jamais plaint, fut aussi paralysée ; » il ne reste que deux hypothèses :

Celle de la paralysée réflexe, soutenue, il est vrai, par deux noms dont personne ne peut contester la valeur : MM. G. Sée et Brown-Séquard, mais combattue par d'illustres savants et de sérieux observateurs, en tête desquels il nous faut placer MM. Charcot et Vulpian, Buhl et Max Jaffé.

Celle qui, appuyée sur l'autopsie de la femme Guillory et sur celle faite par L. Buhl, ne voit dans la diphthérie qu'une maladie générale dont le caractère spécifique est une prolifération nucléaire du tissu conjonctif déterminant dans les gaînes nerveuses des infiltrations partielles qui étreindraient les faisceaux et en entraveraient la fonction.

Cette dernière hypothèse a, suivant nous, le mérite de pouvoir rendre compte de tous les phénomènes qui peuvent occasionner les paralysies diphthéritiques, aussi est-ce celle que nous adoptons, non pas comme le dernier mot de la pathogénie des paralysies qui nous occupent, mais comme celle pouvant le mieux se façonner à une théorie générale sur les causes des accidents paralytiques qui succèdent à l'angine couenneuse ou au croup.

Ce n'est pas à nous, bien entendu, qu'il appartient de vouloir résoudre cette difficile question du développement des paralysies diphthéritiques ; ce soin, nous le laissons à d'autres plus travailleurs et plus compétents ; mais que cependant il nous soit permis de dire que, si nous admettons la dernière hypothèse, c'est par les raisons qui suivent :

On ne peut refuser à cette théorie le mérite de ne laisser qu'un bien petit nombre de désiderata et de rendre compte de presque tous les phénomènes. Elle permet de concevoir, tout d'abord, que les expressions anatomiques de l'infection diphthéritique ne soient pas en rapport avec la réaction fébrile, avec les phénomènes généraux de la période aiguë. Ne voit-on pas, en effet, dans la fièvre typhoïde, des lésions intestinales coïncider avec un état général bénin ? De même, lorsqu'il est démontré qu'il n'y a point de rapport constant entre les diverses localisations du typhus abdominal, entre l'angine, par exemple, et l'infiltration des glandes de Peyer, il n'y a point lieu de s'étonner qu'il n'en existe pas davantage entre l'angine diphthéritique et le degré d'infiltration des troncs nerveux, cause de la paralysie.

Hors des cas de diphthéries malignes, qui laissent après elles un état évident de débilitation, il ne reste à invoquer dans les autres, dans ceux où le malade n'a eu qu'une angine accompagnée d'une réaction générale extrêmement peu accusée, dans ceux où le convalescent, faisant depuis plusieurs jours usage journalier de ses membres, les sent tout à coup se dérober aux ordres de sa volonté, qu'une action spéciale du virus diphthéritique : l'expression anatomique de cette action serait une infiltration des troncs nerveux due à une prolifération nucléaire du tissu conjonctif de leur gaîne ; l'évolution du processus serait, du reste, lente et aboutirait le plus souvent à une résorption complète.

Le début, les variations de siége et d'intensité des accidents paralytiques, leur durée, leurs terminaisons trouvent aussi leur explication dans cette infiltration spéciale, plus ou moins intense et plus ou moins généralisée des racines ou des troncs nerveux. Les fourmillements, les hyperesthésies, les douleurs si souvent mentionnées, la perte de la contractilité électrique, les paralysies isolées du mouvement ou de la sensibilité, la conservation si complète de l'intelligence, la mutabilité, la versatilité, la généralisation des phénomènes peuvent ainsi s'interpréter aisément.

CHAPITRE VIII.

TRAITEMENT DE LA DIPHTHÉRIE ET DES PARALYSIES CONSÉCUTIVES A CETTE AFFECTION.

Ne pouvant clore ce travail sans dire quelques mots des divers traitements employés dans le but de guérir l'affection que nous venons d'étudier nous allons, dans ce chapitre, passer rapidement en revue les moyens les plus usités pour combattre la dipthérie et les paralysies consécutives à cette maladie.

L'angine diphthéritique étant une maladie locale et une affection générale et contagieuse, le traitement doit satisfaire à cette triple indication.

Le traitement prophylactique consiste exclusivement en des mesures de précaution, et la seule précaution efficace est l'isolement. Partez promptement, allez loin et ne revenez que le plus tard possible, a dit Carnevale en parlant de l'angine maligne, et tel est le conseil que nous donnerons, quand nous verrons dans une famille un enfant atteint d'angine couenneuse, avoir auprès de lui ses sœurs ou ses frères en bonne santé. Aux personnes libres de leurs pas qui voudront échapper, elles et leurs enfants, aux atteintes de la diphthérie nous dirons comme le médecin de Naples : partez promptement, allez loin et ne revenez que le plus tard possible.

Le traitement local ou topique devant s'adresser au symptôme le plus caractéristique de l'angine, aux fausses membranes, on a employé, pour modifier immédiatement et aussi profondément que possible la production diphthéritique, trois ordres de médicaments : les caustiques, les astringents, les alcalins ou modificateurs du sang.

Parmi les premiers, nous citerons surtout :

Le nitrate d'argent qui, faisant partie de la trousse de tous les praticiens, a l'avantage de s'offrir toujours sous la main et d'être d'une application facile ; aussi il a été préconisé par Bretonneau et Trousseau qui l'employaient soit directement, soit en solution dans la proportion d'une partie de nitrate pour deux parties d'eau.

La teinture d'iode, caustique moins douloureux que le nitrate d'argent, qui est employé dans les cas où l'affection paraît moins grave en raison du peu d'étendue de la fausse membrane, comme du peu d'intensité des phénomènes généraux et des troubles fonctionnels.

Le perchlorure de fer qui n'est pas sans produire quelque douleur et qui, de plus, a le désavantage d'avoir une saveur excessivement désagréable contribuant à augmenter, chez l'enfant, la répugnance pour les aliments.

Un caustique fait avec de la glycérine et de la soude dans la proportion de 25 p. 100 environ, caustique qui a la propriété de modifier localement la partie malade en dissolvant pour quelques heures la fausse membrane.

L'acide chlorhydrique pur ou mitigé avec un quart ou un tiers de miel rosat; mais l'emploi de l'acide pur ne doit être fait qu'avec une grande prudence, car la cautérisation étant fort douloureuse, l'enfant peut serrer convulsivement les pinceaux entre ses dents et amener ainsi une brûlure profonde et étendue de toute la bouche.

Parmi les seconds, nous pouvons mentionner surtout les substances astringentes dont les noms suivent:

L'alun qu'Arétée prescrivait incorporé avec du miel et en insufflation jusqu'au fond du pharynx.

Le chlorate de potasse en gargarisme.

Un mélange d'alun et de vin avec lequel on humecte la gorge pour ainsi dire constamment (Dr Vanner).

Le tannin et, en général, les poudres ou les extraits dont le tannin forme la partie éminemment active (poudre de noix de galle, extrait de ratanhia, etc.).

Les injections et les irrigations de la gorge avec de l'eau de chaux saturée, ce qui permet de rafraîchir les parties enflammées, de détacher les fausses membranes, de nettoyer ainsi la gorge ou les fausses membranes à demi détachées, tendent à se putréfier sous l'influence de la chaleur et de l'humidité de la région, et peut-être aussi de dissoudre en partie les productions diphthéritiques, car l'eau de chaux saturée jouit de la propriété d'opérer, en cinq ou dix minutes, la dissociation et la disparition presque complète des lambeaux de fausses membranes placés dans un verre de ce liquide.

L'ablation des amygdales a été aussi essayée dans les cas d'angine couenneuse débutant par des tonsilles hypertrophiées, mais ce moyen proposé dans l'espérance de supprimer du même coup de bistouri et l'organe et la maladie, ne peut convenir qu'au début de l'affection, car si l'opération ne détruit le mal en totalité, elle est inutile et souvent même dangereuse en faisant une plaie nouvelle, aussi la plupart des médecins ont renoncé à ce traitement chirurgical d'une affection septicémique.

Le jus de citron dont le goût est loin d'être désagréable a été préconisé en application presque continue (toutes les dix ou quinze minutes), mais ce moyen employé déjà par Guersant et Blache, ne doit être essayé que dans les cas de diphthérie bénigne.

L'idée nosologique de maladie infectieuse a conduit certains médecins à essayer la médication antiseptique employée à l'extérieur; les uns ont préconisé la liqueur de Labarraque (hypochlorite de soude liquide), les autres ont vanté le permanganate de potasse, l'acide phénique; mais ces médicaments n'ont pas donné de réels avantages.

Les médicaments du troisième ordre ou modificateurs sont ceux auxquels on a attribué la vertu spéciale de modifier la composition du sang; ils sont surtout employés dans le traitement général de la diphthérie, traitement qui doit répondre aux deux périodes de cette maladie : la période inflammatoire et la période septique.

Dans la première, on a d'abord vanté les saignées, mais les praticiens, ayant remarqué que la saignée générale affaiblissait l'organisme et que les saignées pratiquées à l'aide de sangsues offraient l'inconvénient de voir les piqûres se diphthériser, renoncèrent aux saignées pour l'emploi du calomel à l'intérieur et de l'onguent napolitain en frictions sur la peau; mais ce traitement, même en provoquant la salivation, ne guérit pas l'angine; aussi on l'a abandonné parce qu'il paraissait affaiblir la constitution.

Les antiphlogistiques ne sont pas seulement condamnés par les auteurs français les plus compétents, ils sont rejetés aussi par les médecins anglais « avec une unanimité rare pour toute autre maladie » , car en Angleterre on ne discute plus que sur la valeur de tel ou tel médicament topique ou tonique.

Le sous-carbonate d'ammoniaque a été employé, intus et extra par Rechou, mais ce médicament a été bien vite abandonné, parce qu'il était difficile à administrer et quelquefois dangereux.

Le bicarbonate de soude employé d'abord par Mouremans en 1839, puis par Baron et enfin préconisé de nouveau par Marchal (de Calvi), le silicate de soude, l'hydrochlorate d'ammoniaque, l'eau de chaux employée par Adrian à la dose de 4 grammes pour 120 grammes d'eau sucrée, ont bien des propriétés antiplastiques, mais ces propriétés ne peuvent se développer qu'à la suite d'un usage prolongé et l'angine diphthéritique ne dure pas un temps assez long pour cela.

Le chlorate de potasse proposé en 1819 par Chaussier, essayé par Hunt et West, par Blache, jouit, nous dit M. Isambert, d'une action élective toute spéciale sur la membrane muqueuse du pharynx et en modifie heureusement la vitalité; aussi, donné dans une potion gommeuse à la dose de 4 à 8 grammes il peut, associé à la médication topique, rendre des services dans le traitement de la maladie que nous venons d'étudier.

Le sulfure de potasse donné à l'intérieur à la dose de 0,25 centigr. à 1 gramme dans du sirop ou dans de l'eau distillée a aussi été essayé, mais sans avantages réels. Le bromure de potassium à la dose de 1, 2 et 3 grammes par jour, a été employé surtout par M. Ozanam; ce médicament, qui jouit du pouvoir fluidifiant de la potasse et qui possède de plus la faculté de désagrégation du brome, a, comme le chlorate de potasse, rendu des services dans le traitement de la diphthérie, surtout de la diphthérie laryngée.

Un praticien de la Mayenne, M. H. Trideau, comparant la diphthérie aux affections catarrhales, eut l'idée d'employer le copahu d'abord, puis le cubèbe; mais cette' médication n'a pas donné les succès qu'on en attendait.

L'administration des vomitifs est certainement le moyen le plus avantageux dans la première période de la maladie : ils agissent mécaniquement et contribuent à débarrasser la gorge des productions diphthéritiques, et dynamiquement en diminuant le processus phlegmasique, mais on ne doit pas abuser de cette médication évacuante qui peut déprimer rapidement les forces, surtout si l'on fait usage du tartre stibié. Le sulfate de cuivre, à doses fractionnées, qui pendant quelque temps a été vanté à tort comme spécifique, est un vomitif sûr, mais, de même que l'émétique, il a parfois une action trop irritante sur l'intestin.

Dans la seconde période ou période septique, on continue la médication externe et interne du début, en y associant à assez haute dose l'usage des toniques, tels que le quinquina, les vins généreux, le café mélangé au quinquina, etc.

Comme antidotes du poison diphthéritique on a essayé la médication antiseptique, mais le perchlorure de fer à l'intérieur (à la dose de 4 à 20 grammes), le chlorure de soude (1 à 4 grammes dans une potion gommeuse), l'acide phénique et ses préparations, le phénate de soude essayé pendant longtemps à l'hôpital des Enfants, ont pu quelquefois (surtout ce dernier médicament) être utiles pour modérer l'intensité des accidents septiques, mais, dans la plupart des cas, ils sont d'impuissants antidotes du poison diphthéritique.

Aucune des méthodes que nous venons d'indiquer ne peut être appliquée avec assurance ou même avec un espoir fondé de guérison, car, pour cette maladie comme pour les autres, le remède souverain, dans toute l'acception du mot, le spécifique, est encore à trouver, et probablement, ce *rara avis* ne se trouvera jamais, car, dans toute manifestation morbide, il faut tenir compte de ses conditions de développement et de ses formes qui peuvent être multiples.

La cautérisation qui, avec les vomitifs comme adjuvants, est la méthode la plus généralement adoptée, a été, par les uns, considérée comme la panacée universelle, tandis que d'autres ne font que la tolérer, la considérant comme ne pouvant être utile que dans certains cas. Les derniers la rejettent complètement, non-seulement comme inefficace, mais même comme étant nuisible.

Sans partager complètement cette dernière opinion, nous croyons cependant que le praticien doit être très-sobre de cautérisation.

Si l'angine diphthéritique est si redoutable, si elle met la vie en si grand péril, c'est, non parce qu'elle est une maladie locale, mais bien parce qu'elle est une maladie générale, *totius substantiæ*, qui se localise dans la membrane muqueuse de l'arrière-gorge. La cautérisation ne s'appliquant qu'à l'effet, sans toucher à la cause, ne doit pas, selon nous, être aussi efficace que l'ont cru beaucoup de praticiens.

Une raison qui, à notre avis, condamne aussi ce mode de traitement, c'est le plus souvent l'impossibilité de la faire complète, alors même que le malade s'y prêterait avec toute la bonne volonté désirable; aussi, sauf quelques cas de diphthérie marchant avec une grande rapidité, on doit éviter de cautériser la partie malade.

Mais, nous dira-t-on, de quels moyens userez-vous pour combattre cette redoutable maladie? A cela nous répondrons que la diphthérie étant une maladie générale, nous considérons comme le premier devoir du praticien d'insister, dès le début, sur l'alimentation (bouillons, potages, jus de viande, hachis, bon laitage, etc.) et de faire usage des toniques les plus énergiques, afin de soutenir les forces du malade et de lutter contre l'intoxication du virus diphthéritique. Au besoin, il faut, surtout chez les enfants, exciter leur gourmandise et même recourir à l'intimidation pour les forcer à prendre et aliments et médicaments.

Si, les fausses membranes s'étendant avec rapidité, l'on croit devoir recourir à la cautérisation, il est, selon nous, de beaucoup préférable d'employer le sulfate de cuivre, dont l'action, aussi énergique que celle du nitrate d'argent, ne présente pas l'inconvénient, si l'indocilité du malade fait toucher une partie de la muqueuse, non revêtue de fausses membranes, de former presque immédiatement une tache blanc grisâtre qui présente toutes les apparences d'une couenne diphthéritique, couenne qu'il n'est pas toujours facile de distinguer du produit morbide propre à la diphthérie.

A l'émétique, au sulfate de cuivre, nous préférons

comme vomitif, l'ipécacuanha (surtout chez les très-jeunes sujets), car ce médicament, employé à la dose de 20 à 80 centigrammes de poudre d'ipéca, dans 30 grammes de sirop d'ipéca, ne provoque guère qu'une ou deux garde-robes, et permet d'en répéter l'emploi sans affaiblir les malades.

Joignant, à une alimentation soutenue et aux toniques, les injections et les irrigations, avec de l'eau de chaux saturée, répétées plusieurs fois par jour ; l'usage du chlorate de potasse ou du bromure de potassium ; l'emploi du phénate de soude comme antiseptique ; toutes les mesures hygiéniques propres à amener la convalescence, le médecin peut conserver quelque espoir de sauver son malade ; mais, malgré la médication la plus énergique, il arrive malheureusement trop souvent que le praticien voit son malade périr par infection diphthéritique ou par l'asphyxie consécutive à la propagation de la diphthérie au larynx et à la trachée.

Dans la convalescence, le changement d'air est, sinon indispensable, du moins très-utile pour hâter le retour des forces. Mais, à ce moyen, il faut ajouter une bonne alimentation, un exercice modéré, les toniques et surtout le vin de quinquina.

Si, dès le début de sa convalescence, le malade est atteint de paralysie légère et limitée au voile du palais ou aux muscles qui président à l'accommodation de l'œil, les toniques et l'électricité peuvent suffire à amener la guérison de la paralysie. Mais si, au contraire, la paralysie occupe les membres inférieurs, les muscles du thorax ou de la tête, et qu'elle s'accompagne de lésions du nerf optique lui-même, la maladie est plus grave et souvent même elle est mortelle. Dans ce cas, aux toniques et à l'électrisation, il faut joindre les bains sulfureux, les frictions sèches ou aromatiques, le massage, l'emploi de préparations ferrugineuses ou arsenicales, l'usage des eaux de Spa ou de Bussang, et surtout le traitement hydrothérapique.

Il faut aussi avoir soin de ne donner que peu de boissons ou d'aliments liquides, afin d'éviter le retour par le nez ; et il faut donner surtout des bouillies épaisses au lait, aux purées de légumes ou de viande pilée et tamisée.

Si l'indocilité de l'enfant, et parfois celle de l'adulte s'opposent à ce que l'on puisse porter les deux rhéophores de la pile sur le voile du palais pour l'électriser, il faut alors n'en placer qu'un sur le voile du palais et porter l'autre sur l'apophyse mastoïde.

Il est rare que la paralysie diphthéritique persiste très-longtemps ; en général, un traitement suivi bien régulièrement guérit presque toujours complètement ces accidents dans l'espace de trois ou quatre mois, et souvent même de trois ou quatre semaines.

Ayant dit quelques mots des divers moyens employés pour combattre la redoutable maladie que nous venons d'étudier, nous ne pouvons terminer ce chapitre sans parler d'un traitement que nous avons lu dans la thèse de M. Georges. Ne connaissant que cette thèse qui ait parlé de l'emploi de l'acide acétique et des acétates dans le traitement de la diphthérie, nous prenons textuellement dans cette thèse les lignes qui suivent :

« Un traitement préventif, non-seulement du croup, mais de la diphthérie tout entière, quelle que puisse être sa manifestation locale, a été proposé par M. le Dr Racle, de Constantine (Algérie). Il y a, à son avis, et d'après son expérience de plus de vingt ans, un traitement préventif. Il consiste dans l'emploi des acétates. Voici ses propres paroles :

« Je vois dans l'acide acétique le véritable agent préventif de la diphthérie. Je sais combien il est difficile de faire pénétrer, dans l'esprit d'autrui, la conviction dont on est imbu soi-même. Et rien n'est plus facile à comprendre, car celle-ci ne nous arrive qu'insensiblement. Ce n'est point un fait éclatant comme un coup de foudre qui démontre l'action d'un agent thérapeutique. Il faut une série de circonstances qui apportent chacune un faible élément de conviction, et ce n'est qu'à la longue qu'elle devient inébranlable... C'est la continuité d'un travail incessant d'observation qui a déterminé ma conviction, et elle est telle qu'au milieu d'une épidémie de croup, j'affirme, avec une pleine confiance, aux parents qui m'appellent pour un enfant que l'on croit en danger, qu'il n'aura pas le croup, et je n'ai jamais été démenti par un seul fait contraire. Depuis plus de vingt ans, je n'ai pas vu un croup se développer sur des enfants que je soignais ; je n'en ai vu que chez des malades qui en étaient atteints avant mon arrivée. Je suis, aujourd'hui, si fermement persuadé de l'efficacité de ce moyen, que je prie instamment tous mes confrères des provinces, où règnent souvent de grandes épidémies de diphthérie, d'essayer ce moyen préventif. J'affirme qu'ils ne verront plus l'affection atteindre plusieurs membres d'une famille, comme j'en ai observé de si tristes exemples, et comme on en cite dans une foule de communications. »

Nous n'avons vu, dans aucun traité de diphthérie, qu'on signalât ce traitement préventif, aussi nous ne pouvons savoir si ce moyen a réussi à d'autres praticiens ; mais devant une affirmation de succès aussi positive que la donne M. Racle, nous avons cru devoir indiquer le traitement préventif proposé par ce médecin. Les moyens que nous venons d'indiquer sont malheureusement trop souvent impuissants pour enrayer la marche de la diphthérie. La maladie gagne le larynx (surtout chez les enfants), les fausses membranes empêchent l'hématose de se faire complètement ; il y a rudesse du sifflement laryngé, anesthésie tégumentaire, quelquefois cyanose et menace de suffocation ; il faut, de toute nécessité, ouvrir un passage à l'air, si l'on ne veut voir périr le malade sous ses yeux.

C'est le moment de recourir aux moyens chirurgicaux destinés à favoriser l'introduction de l'air dans les voies aériennes, moyens qui, en empêchant l'asphyxie et en prolongeant la vie du malade, permettront peut-être l'élimination du produit septique.

Il y a deux moyens de donner passage à l'air : l'un, appelé tubage du larynx, se borne à placer dans le larynx un petit tube cylindrique, que l'on porte directement à l'aide d'une sonde introduite par la bouche, comme si l'on voulait faire le cathétérisme laryngé ; l'autre, la trachéotomie, consiste à ouvrir le larynx ou la trachée pour y placer une canule double dont l'intérieur est facile à changer.

Ne pouvant, dans ce travail, décrire les divers procédés pour pratiquer la trachéotomie, nous nous bornerons simplement à donner, d'après M. E. Bouchut, les indications, les contre-indications et les résultats de l'opération.

Bien que les succès de la trachéotomie ne soient pas très-brillants, les résultats ne sont cependant pas tels qu'ils doivent décourager le médecin placé près d'un enfant à demi asphyxié par le croup.

Jusqu'à deux ans, les exemples de guérison sont si exceptionnels, qu'on peut considérer l'opération comme inutile, et l'exemple de Scoutetten qui a réussi sur son enfant, âgé seulement de six semaines, ne saurait suffire à encourager d'autres tentatives.

Après deux ans, les succès sont plus fréquents et l'opération peut être tentée. Il faut la faire à la troisième période de la diphthérie laryngée, lorsqu'il existe un ou plusieurs symptômes de l'asphyxie, soit la cyanose partielle, soit un commencement d'anesthésie.

En cas de pneumonie avec matité, râle sous-crépitant et du souffle dans l'un ou dans l'autre côté de la poitrine, quelquefois dans les deux, il convient de ne pas opérer.

Si, comme cela se présente assez souvent avec le croup, il existe un empoisonnement causé par la résorption des matières putrides formées à la surface de la muqueuse ulcérée du larynx par la diphthérite nasale ou cutanée, et que les enfants soient très-pâles, décolorés, sans anesthésie, on peut ne pas opérer, car il est bien douteux que l'opération réussisse. Il y a, dans ces cas, croup sans asphyxie, la dyspnée n'est qu'un accessoire et l'infection générale de l'économie fait tout le danger de la situation.

L'opération de la trachéotomie opposée au croup, est suivie d'une mortalité de 75 à 80 ou 90 morts sur 100 opérés selon les circonstances.

M. E. Bouchut, après avoir interrogé la plupart des chirurgiens de Paris sur les résultats de leur pratique, a rassemblé 388 cas de trachéotomie sur lesquels il y a

eu 346 morts et 42 guérisons, ce qui donne une morta-
ité d'à peu près 90 pour 100.

A l'hôpital Sainte-Eugénie, la mortalité est un peu
moins forte et elle peut être estimée à environ 84 pour 100 ;
dans une période de sept ans (du 15 mars 1854 au
30 avril 1861), 374 enfants ont été opérés dans cet hôpital : 310 sont morts et 64 ont été sauvés.

Ces résultats, on le voit, ne sont pas brillants, mais
comme nous l'avons dit, ils ne doivent pas empêcher le
médecin de pratiquer l'opération. Après avoir mis en
usage le traitement médical, lorsque l'asphyxie devient
menaçante, il n'y a pas d'autre moyen de salut pour les
malades.

La trachéotomie peut alors sauver ceux que l'asphyxie doit faire périr, mais elle est impuissante lorsque
la malignité du mal ou la résorption des produits sé-
crétés sur la muqueuse, a occasionné l'altération du
sang et l'infection de l'économie.

OBSERVATIONS.

Obs. VII. — M. L. B… a trois garçons habitant tous les trois un petit
village aux portes de Paris. Les deux aînés restent avec la grand'mère
et le cadet habite avec ses parents, mais tous les trois vont à la même
pension.

Le 28 janvier 1873, le jeune Albert, le dernier des enfants de M. B…,
se plaint en dînant d'avoir mal à la gorge et de ne pouvoir avaler qu'a-
vec difficulté. Cet enfant, âgé de 8 ans, d'un tempérament nerveux,
jouit d'une santé fort bonne ; sauf la rougeole qu'il a eue trois auparavant, il n'a jamais gardé la chambre. On fait coucher l'enfant, on lui
donne une infusion chaude, on lui entoure la gorge d'un linge en laine
et on lui place aux pieds une boule d'eau chaude. L'enfant passe une
bonne nuit ; le matin il ne se plaint pas de sa gorge et, comme d'habi-
tude, va à sa pension.

Le **29**, au soir l'enfant se plaint de nouveau d'avoir mal à la gorge et mal à la tête; il ne veut pas dîner, il a envie de vomir. On le couche; la nuit est assez tranquille quoique un peu agitée.

Le 30, au matin. M. le Dr P..., examinant la gorge de l'enfant trouve les amygdales rouges et augmentées de volume: Peu de fièvre, pas d'abattement; l'enfant demande à se lever. Déglutition pas plus difficile que la veille. Vomitif ordonné amène peu de vomissements. La nuit du 30 au 31 a été agitée et le 31 au matin l'exploration de l'arrière-gorge fait apercevoir, indépendamment d'une rougeur plus ou moins intense du pharynx, une plaque blanche sur l'amygdale droite. Le soir, l'amygdale opposée, la luette, les piliers du voile du palais sont envahis par une couenne d'un blanc grisâtre. Gonflement sous-maxillaire. Cautérisation et vomitif.

1er février. Gonflement sous-maxillaire ayant augmenté, fièvre, respiration difficile, déglutition pénible.

Les 2, 3, 4. Les phénomènes vont en augmentant : respiration pénible et bruyante, le malade respire la bouche ouverte ; coryza, voix à timbre guttural, sécrétion sanieuse abondante s'écoulant par le nez et la bouche, adénite sous maxillaire allant en augmentant, peau chaude, langue sale et couverte d'un enduit jaunâtre et épais, crachements incessants, répugnance complète pour tout aliment solide. Aussi pour faire prendre quelques potages à l'enfant on est quelquefois obligé de recourir à l'intimidation. L'œil est animé, la figure est vultueuse, le bas du visage est deformé par un gonflement considérable du cou ; les nuits sont sans sommeil et le malade reste dans la position demi-assise pour faciliter la respiration qui est pénible; l'haleine est fétide. L'auscultation de la poitrine laisse entendre de gros râles produits par le passage de l'air à travers les mucosités du pharynx. La physionomie par moment exprime la souffrance; le petit malade ne veut ni boire ni manger.

Le 5 et le 6. L'état de l'enfant est toujours le même; on craint une terminaison fatale.

Le 7, au soir. L'enfant paraît plus calme, la peau est moins chaude, la nuit est plus tranquille; il fait moins de difficulté pour prendre quelques cuillerées de potage.

Le 8 et le 9. Le gonflement sous-maxillaire diminue sensiblement; la douleur de gorge est moins vive, le pouls s'abaisse et tend à reprendre son chiffre normal.

Les 10, 11, 12 et 13. L'état continue à s'améliorer; la physionomie est devenue meilleure, l'appétit semble renaître; le pouls est revenu à son chiffre normal, la céphalalgie a complétement disparu, le sommeil est paisible, la respiration facile ; les fausses membranes tapissant l'arrière-gorge tendent à disparaître peu à peu. L'enfant assis sur son lit prend goût à ses jouets, cherche à causer avec les personnes qui viennent le voir, mange sans se faire prier ; il est considéré comme guéri, lorsque tout à coup le malade se plaint de ne pouvoir boire qu'avec difficulté.

La voix devient nasonnée, les boissons sont rejetées par les fosses nasales ; il y a paralysie du voile du palais. La langue est tremblotante, le petit malade ne parle qu'avec difficulté ; il ne peut prononcer certaines lettres, surtout les consonnes *l* et *r*.

L'enfant ne veut ni boire ni manger ; les prières, l'intimidation sont inutiles, et ce n'est qu'à grand peine que la mère peut faire avaler à son enfant quelques cuillerées de potage ou de quinquina. La santé qui paraissait revenir s'en va ; les forces diminuent. L'enfant ne veut p us jouer, le sommeil redevient pénible.

Huit jours après la paralysie du voile du palais, l'enfant est pris d'un œdème qui envahit d'abord la face, puis les membres inférieurs et le scrotum. La respiration devient gênée et par moment il y a une toux sèche. L'auscultation du thorax laisse entendre quelques râles souscrépitants à bulles assez larges et humides ; à la partie déclive du poumon, surtout à gauche, il y a obscurité du son, diminution des vibrations thoraciques et du bruit respiratoire. L'auscultation du cœur ne laisse entendre aucun bruit anormal.

L'un des médecins de nos hôpitaux d'enfants, M. le Dr B..., appelé en consultation par le médecin de la localité, ordonne des bains de vapeur, insiste sur l'alimentation et sur l'usage des toniques. Les deux premiers bains paraissent amener une amélioration, mais pendant le troisième l'enfant est pris de convulsions qui laissent à leur suite un peu de strabisme interne de l'œil droit et une hémiplégie du même côté. La sensibilité est diminuée, mais non complètement abolie.

L'œdème tend à augmenter ; l'analyse des urines faite à..... ne laisse apercevoir ni trace de sucre ni trace d'albumine. De l'urine du matin, apportée par nous au laboratoire de M. le professeur Vulpian, est analysée par M. le Dr Carville, qui ne constate ni trace de sucre ni trace d'albumine précipitable.

Voici le résultat de l'analyse faite par M. Carville le 25 février :

Dans les urines examinées pas d'albumine précipitable, mais par les réactions de l'alcool absolu, de l'acide chromique, du réactif de Millon, on obtient un précipité abondant de matières albuminoïdes.

« Rien au microscope.

« Donc il existe un état de non-assimilation qui peut expliquer l'affaiblissement du sujet et un œdème cachectique. »

Malgré tous les moyens mis en usage pour faire prendre à l'enfant des aliments et du quinquina, les forces continuent à aller en diminuant. On craint une terminaison funeste lorsque dans les premiers jours de mars l'appétit semble renaître, l'œdème diminuer et les forces revenir sous l'influence du régime tonique.

Peu à peu l'enfant reprend ses forces; chaque jour sa faiblesse diminue et, une cinquantaine de jours après le début de sa maladie, il commence à se lever. A partir de cette époque, la guérison se maintient et la santé générale redevient de meilleure en meilleure.

Des viandes rôties, du Bordeaux, du quinquina, du fer sont chaque jour donnés au convalescent qui voit disparaitre peu à peu la paralysie du voile du palais; à la fin de mai, la paralysie palatine est complètement guérie.

L'électrisation, le massage, les bains sulfureux, la gymnastique sont joints au régime tonique, mais l'hémiplégie est plus lente à disparaitre que la paralysie du voile du palais; cependant le mouvement du côté paralysé revient peu à peu et à l'heure actuelle il est en partie revenu.

Depuis le mois de novembre, l'enfant a repris sa vie habituelle; comme auparavant il va à la pension, fait ses devoirs, écrit et joue avec ses petits camarades sans trop s'apercevoir de la faiblesse de sa main droite. Aujourd'hui 25 janvier, nous l'avons vu se promener pendant assez longtemps et nous avons parfaitement remarqué que de toute sa maladie il ne reste à Albert B... qu'un peu d'affaiblissement dans le côté paralysé et un peu de déviation du pied en dedans.

Obs. VIII. — René B..., frère aîné du précédent, est âgé de 15 ans; il n'a jamais eu une bonne santé.

Tempérament lymphatique; engorgement ganglionnaire, amygdales plus volumineuses qu'à l'état normal, amygdalites fréquentes. Coxalgie remontant à une dizaine d'années et s'étant montrée à la suite d'une chute sur la hanche droite. Parents jeunes et jouissant d'une fort belle santé; frères et sœur de l'enfant possèdent une bonne constitution. Jusqu'à l'âge de 13 ans, René B... a été assez souvent malade, mais depuis cette époque la santé s'était beaucoup améliorée; intelligence vive; enfant studieux, recherchant tous les moyens de s'instruire.

Le 30 janvier (la veille, son frère Albert s'était plaint de souffrir beaucoup de la gorge), en revenant de la pension, l'enfant dit à sa grand'mère qu'il avait mal à la tête et qu'il souffrait un peu de la gorge; néanmoins il dîne d'assez bon appétit, fait les devoirs que lui a donnés son professeur et se couche. Nuit assez tranquille.

Le lendemain matin, mal de tête plus violent, gorge douloureuse, déglutition difficile; cependant l'enfant ne veut pas garder le lit : il se lève et se promène dans sa chambre.

M. le Dr P..., appelé dans la matinée, remarque sur les amygdales, le voile du palais la luette, des couennes blanchâtres; il ordonne l'éloignement d'Auguste B..., qui, comme son frère, habitait avec la grand'mère et aussitôt Auguste est emmené à une autre extrémité du village, chez des amis de la famille.

Cautérisation de la gorge malade, vomitif; l'enfant boit et mange sans trop de difficulté.

Nuit agitée, respiration pénible; il y a de l'enchifrènement.

Le lendemain, la gorge est de nouveau envahie par de fausses membranes épaisses, de couleur grise, difficiles à enlever; nouvelle cautérisation et nouvelle administration d'un vomitif. L'état du malade est loin de s'améliorer; nuit agitée, respiration pénible, peau du cou tendue, œil fébrile et brillant, pouls assez fort et donnant 120 pulsations.

Les 2, 3, 4 et 5 février, les symptômes vont en augmentant. Le malade éprouve une grande répugnance pour tout ce qui est aliment ou boisson; la raison seule lui fait accepter quelques cuillerées de potage ou de vin coupé avec de l'eau. L'adénite est énorme, les narines sont obstruées par des mucosités roussâtres, l'haleine est fétide, la respiration devient de plus en plus pénible. Chaque jour la maladie s'aggrave; elle envahit le larynx; il y a toux et raucité de la voix.

Le 6, à neuf heures du soir, nous allons chercher des nouvelles de l'enfant; nous le trouvons dans l'état le plus désespéré. Les frictions mercurielles, les cautérisations, l'émétique, les alcalins, ont été inutilement employés? rien n'a pu modifier la marche de la maladie; le Dr P... ne conserve aucun espoir de sauver le malade.

L'enfant nous reconnaît fort bien, son intelligence est intacte; il nous parle assez longuement, mais sa voix est si faible qu'il nous faut presque coller notre oreille à ses lèvres pour l'entendre. La face est bouffie et pâle; elle a la coloration de la cire. L'orifice des narines et la lèvre supérieure sont excoriés par le suintement d'un liquide séreux qui s'écoule par le nez? le pouls est petit, lent.

L'enfant nous demande de rester auprès de lui; nous lui répondons que nous ne resterons qu'à la condition qu'il prendra tout ce que nous lui donnerons. Quelques cuillerées de potage et de vin sucré lui sont données ; elles ne passent qu'avec difficulté. Le pouls reprend quelque vigueur, mais à une heure du matin la respiration devient plus pénible; la bouche est largement ouverte pour aider à la respiration. Les frictions mercurielles sont continuées, l'émétique est administré de nouveau et n'amène que peu de vomissement ; cependant quelques fragments de fausse membrane sont rendus dans les efforts faits pour vomir. La respiration est moins pénible, l'enfant prend quelques cuillerées de café, l'œil est moins abattu, mais entre 4 et 5 heures du matin la dyspnée augmente et les efforts d'inspiration deviennent de plus en plus violents ; le sifflement laryngo-trachéal ne cesse de se faire entendre.

L'enfant est agité, ses bras et ses jambes sortent à chaque instant du lit ; il se tourne en tous sens, porte la main à son cou comme pour en arracher un obstacle ; il étouffe. M. le Dr P..., sans avoir grand espoir dans le résultat de l'opération, propose la trachéotomie qui est refusée par la famille.

Nouvelles frictions mercurielles de quart d'heure en quart d'heure ; l'enfant rejette un nouveau fragment de fausse membrane et paraît un peu plus tranquille ; il accepte quelques cuillerées de vin, mais entre 6 et 7 heures il se manifeste chez l'enfant une grande agitation ; il ne peut tenir en place ; son visage pâle et bouffi, couvert de sueurs, exprime l'anxiété.

L'enfant contracte ses muscles du cou, des côtes, du diaphragme pour aider à la respiration ; il rejette sa tête en arrière pour faciliter l'entrée de l'air dans les poumons. Ses yeux sont brillants, ses lèvres commencent à devenir bleuâtres ; par moment l'enfant s'élance subitement hors de son lit ; la voix et la toux deviennent de plus en plus faibles ; l'intelligence est intacte, car quand les accès de suffocation sont passés il répond, mais du bout des lèvres, aux questions que nous lui posons.

Des sinapismes sont placés sur les côtes, aux poignets, aux extrémités inférieures ; on aide à la respiration par de légères compressions alternativement sur la poitrine et sur le bas-ventre.

Malgré tous ces soins, la cyanose de la face et des lèvres augmente, la température diminue, la sensibilité s'affaiblit et à 9 heures un quart l'enfant meurt victime de la terrible maladie.

Obs. IX. — Auguste B..., frère des précédents, est âgé de 11 ans. Tempérament nervoso-bilieux ; petit, mais bien formé, teinte foncée de la peau, système bilieux abondant, caractère ferme et décidé pour son âge, sujet quelquefois à des caprices ; a toujours joui d'une assez bonne santé.

L'enfant quitte le logement de sa grand'mère au début de la maladie de son frère aîné et depuis il n'a eu aucun rapport avec ses frères.

Le 9 février. Par un temps de neige, il suit, dans une voiture confortable, l'enterrement de son frère René. Le lendemain soir, il rentre chez sa grand'mère où toutes les mesures commandées par l'hygiène avaient été prises pour aérer et assainir l'appartement.

Le 11, au soir, l'enfant se plaint d'avoir mal à la gorge, mais sans cependant éprouver beaucoup de difficultés pour avaler. Gargarisme astringent. Nuit tranquille.

Le lendemain matin, l'examen de la gorge fait apercevoir quelques fausses membranes; le malade ne souffre pas beaucoup; il mange et boit sans trop de difficulté. Cautérisation, vomitif et toniques.

Les jours suivants, la maladie progresse, mais d'une manière assez lente, et le 16, elle a atteint son maximum d'intensité, mais jamais les symptômes locaux ou généraux n'ont été aussi violents que chez les deux malades précédents. Chez cet enfant, le sommeil n'a jamais été agité, comme chez ses frères, et jamais il n'a éprouvé, pour boire ou manger, la même répugnance qu'Albert et Réné. Sans trop se faire prier, il acceptait des potages, des œufs à la coque et les médicaments à lui ordonnés.

Le 17. L'enfant va mieux; son sommeil est paisible; il mange sans éprouver aucune répugnance pour les aliments.

Le 18. L'appétit renaît; l'enfant s'intéresse à ce qui se passe autour de lui et cherche à causer avec les personnes qui viennent le voir.

Le 19. Il demande ses jouets; il n'éprouve aucune difficulté pour respirer ou pour causer; plusieurs fois dans la journée, il demande des nouvelles de son frère Albert; on considère le malade comme sauvé. Dans l'après-midi, nous allons chercher des nouvelles de l'enfant, nous causons avec lui, et, à toutes nos questions, il répond sans hésitation et sans nasonnement. Le pouls est régulier, le visage n'exprime aucune souffrance; l'enfant demande si le lendemain il pourra se lever. Tout nous fait espérer une convalescence rapide.

Vers les deux heures du matin, le petit malade appelle sa grand'mère et lui dit qu'il souffre beaucoup de la tête; une heure et demie après, l'enfant était mort.

Obs. X. — Le 4 janvier 1872 entre à l'hôpital des Enfants, dans le service de M. le docteur H. Roger, salle Sainte-Geneviève, une petite fille de 14 ans qui, au 1ᵉʳ octobre 1871, avait été atteinte d'une angine couenneuse.

Le 26 novembre, six semaines environ après la terminaison de la maladie, l'enfant s'aperçoit qu'en buvant, elle rend les boissons par le nez. Il y eut paralysie du voile du palais, puis strabisme et, bientôt après, les membres inférieurs, puis les supérieurs, perdirent de leur force. De l'incontinence d'urine et de la paresse intestinale s'ajoutèrent aux accidents paralytiques du côté des membres.

Lors de son entrée à l'hôpital, l'enfant est faible sur ses jambes ; elle n'a pas la sensation des objets sur lesquels elle marche ; elle serre difcilement, surtout de la main droite. La sensibilité est diminuée. La contractilité musculaire est affaiblie.

M. Roger soumet cet enfant à un régime tonique ; et chaque jour lui fait prendre un bain sulfureux ; chaque jour aussi il la soumet à l'électrisation.

Après deux mois environ de ce traitement, l'enfant sort de l'hôpital complètement guérie.

Obs. XI. — Mariette H...., couchée au n° 23 de la salle du Rosaire, service de M. le docteur Marotte, est une jeune fille blonde, lymphatique, âgée de 18 ans, non réglée, présentant des traces de scrofules ; engorgement ganglionnaire.

Dans les premiers jours du mois de mars, elle a été atteinte d'une angine diphthérique qui, nous dit-elle, l'a fait beaucoup souffrir et a mis sa vie en danger.

Au commencement d'avril, un mois environ après le début de la maladie, cette malade se présente à l'hôpital de la Pitié, se plaignant d'avoir la voix nasonnée, de souffrir de la gorge, et surtout de ce que les boissons lui reviennent par le nez.

En examinant la gorge, et en déprimant la langue, on remarque que le voile du palais est mobile, mais faiblement ; pendant l'émission des sons graves, il s'élève peu. La luette nous paraît un peu déviée à droite, il paraît y avoir eu prédominance de la paralysie à gauche.

Le voile du palais est sensible au contact. Cette malade est sujette à des étouffements, à des palpitations très-fortes, mais non permanentes ; elle se fatigue facilement, se plaint de douleurs passagères dans différentes parties du corps.

Les muqueuses sont pâles ; il y a décoloration générale des téguments sauf à la face.

L'appétit est bizarre, capricieux ; les vaisseaux du cou font entendre un bruit de souffle continu. Cette malade est dans un profond état d'anémie.

M. Marotte soumet la malade à une bonne alimentation, aux toniques, à l'électrisation ; à la fin de juin, deux mois et demi environ après son entrée à l'hôpital, Mariette H..., quitte la salle du Rosaire, complètement guérie.

Oɴs. XII. — Recueillie par notre ami, **M. G. Poyet**, interne des hôpitaux.

Madame B..., âgée de 31 ans, modiste, se présente à nous le 11 novembre 1873. Cette dame, grande, bien constituée, se plaint de ne pouvoir parler qu'avec la plus grande difficulté et d'une voix nasonnée. Elle se plaint surtout de ce que les aliments et la boisson lui reviennent par le nez lorsqu'elle avale. La langue déprimée avec une spatule, nous laisse constater une paralysie complète du voile du palais qui divise la cavité buccale comme un rideau et qui est complètement inerte, malgré les attouchements pratiqués avec le doigt ou avec un pinceau. Voici ce que la malade nous raconte :

Le 15 août de cette année, elle est accouchée d'une petite fille bien constituée. L'accouchement qui était normal se passa très-bien et elle commença à nourrir son enfant.

Le huitième jour après son accouchement, le 24, sans cause appréciable, elle fut prise d'un violent mal de gorge. Les amygdales étaient gonflées, le voile du palais lui-même était tuméfié, la luette était infiltrée. En même temps, dès le deuxième jour, apparurent des peaux blanchâtres dont beaucoup furent crachées à la suite d'insufflations de poudre d'alun. Le médecin de la malade lui dit qu'elle était atteinte d'angine couenneuse et qu'il lui conseillait d'éloigner son enfant, qui fut envoyé en nourrice. Deux fois par jour, il pratiqua pendant trois jours des cautérisations avec une solution de nitrate d'argent et prescrivit un vomitif.

Huit jours après le début de l'affection, la malade se portait bien, quoique très-affaiblie. Elle croyait être complètement débarrassée lorsque, le 9 août, elle s'aperçut que sa voix était nasonnée et qu'en mangeant les aliments, surtout les boissons, lui revenaient par le nez lorsqu'elle n'avalait pas avec précaution. Elle ne fit pas autrement attention à ce nouvel état qui, nous dit-elle, disparut en quelques jours sans faire aucun traitement. Au commencement de septembre elle fut reprise du même nasonnement et de la même difficulté de déglutition et cela sans aucune souffrance de la gorge, sans aucune trace d'angine. Croyant que cela se passerait comme la première fois, elle ne se préoccupa pas de son état. Petit à petit la voix devint de plus en plus nasonnée, la difficulté de déglutition devint plus grande, et en même temps survint un peu de surdité.

Ce n'est que deux mois après le début de cette rechute que nous voyons la malade et que nous constatons l'état que nous avons décrit plus haut.

Mansord.   6

Le 10 novembre nous lui prescrivons un ipeca stibié pour le lendemain et dès le même jour nous pratiquons une électrisation du voile du palais avec le rhéophore laryngien simple. L'un des fils conducteurs est tenu à la main, l'autre est fixé au rhéophore, dont la forme recourbée permet l'introduction derrière le voile du palais. Cette introduction est supportée sans aucune difficulté, la sensibilité étant complètement éteinte. Dès cette première électrisation, les muscles élévateurs du voile du palais commencent à se contracter. Nous constatons que ceux du côté gauche répondent beaucoup mieux à l'excitation électrique que ceux du côté droit qui restent à peu près immobiles. La voix est beaucoup moins nasonnée, et la malade peut avaler immédiatement un verre d'eau sans en rejeter par le nez.

Le 13. La malade a pris son vomitif, l'amélioration survenue à la suite de la première électrisation, ne s'est continuée que jusqu'au soir du même jour. Sous l'influence de l'excitation causée par le vomitif, la voix a été assez bonne toute la journée du 11. Nouvelle électrisation. Amélioration marquée. On prescrit à la malade quatre gouttes amères de Beaumé matin et soir.

Le 17. Amélioration très-sensible. Electrisation,

Le 20. Electrisation. La voix est presque normale, la déglutition se fait bien, l'ouïe est revenue.

Le 24, le 27. Nouvelles électrisations. Vomitif.

Le 1er décembre. Dernière électrisation, la voix et la déglutition sont complètement normales.

CONCLUSIONS.

Des faits énoncés dans ce travail et des considérations
auxquelles ils ont donné lieu, nous tirons les conclusions
qui suivent :

1° La diphthérie est une affection qui doit remonter
bien haut dans l'histoire de l'humanité et si, dans son
invasion des xvi° et xvii° siècles, elle a étonné les médecins, c'est que ceux-ci, oubliant les travaux d'Arétée,
de Cælius Aurélianus, d'Aétius d'Amide, ont cru avoir
devant eux une maladie nouvelle.

2° Si l'on ne tient compte de l'épidémie de Périnthe,
nous voyons que les auteurs anciens ne parlent pas de
la paralysie consécutive à l'angine. couenneuse, soit
qu'ils ne l'eussent pas observée, soit qu'ils eussent négligé de mentionner ce symptôme dont ils ne purent
voir la connexion.

3° Le premier observateur qui fasse nettement mention
d'une paralysie survenue dans la convalescence d'une
angine, est le médecin lorrain Lepois Nicolas en 1580.

4° Le Dr Bretonneau, de Tours, fut le premier qui dé-
montra au monde médical que les noms d'angine et de
croup étaient des noms différents donnés aux nuances
d'une même affection, pour laquelle il créa le nom de
diphthérie.

5° La diphthérie est une affection générale, infectieuse
et contagieuse; elle sévit moins chez les adultes que
chez les enfants.

6° Les diphthéries bénignes comme les malignes peuvent être suivies de paralysies graves et étendues. Souvent il y a une disproportion considérable entre l'intensité et la généralisation des troubles nerveux, d'une part et la bénignité de l'angine, sa courte durée, sa faible intensité, d'autre part.

7° La paralysie gutturale a rarement fait défaut. Le plus souvent elle naît dans la convalescence, après la disparition des accidents aïgus de l'isthme du gosier ; quelquefois cependant elle succède à l'angine, sans qu'on ait pu constater le retour du pharynx et du voile du palais à leurs fonctions normales.

8° La paralysie du voile du palais a succédé parfois à des diphthéries non angineuses.

9° Quand il y a paralysie gutturale, c'est par elle que s'ouvre habituellement la scène, les troubles visuels paraissent généralement après elle, et simultanément ou après eux se déclarent les accidents du côté des membres.

10° Les accidents paralytiques consécutifs à la diphthérie revêtent tantôt la forme de la paralysie générale progressive; tantôt l'aura paralytique se promène par tout le corps, rappelant les migrations de certaines paralysies hystériques; tantôt la paralysie se localise aux yeux; tantôt elle se limite à l'anus; quelquefois elle épargne la sensibilité, tandis que d'autres fois elle n'atteint que cette seule faculté.

11° La diphthérie étant une maladie générale il lui faut un traitement général, surtout des toniques et une bonne alimentation. Cependant le traitement topique est utile, parce qu'il modifie la vitalité de la surface malade, et qu'il aide mécaniquement à débarrasser la gorge des substances dont la décomposition est une source d'infection secondaire.

12° Lorsque, après avoir mis en usage le traitement médical, l'asphyxie devient menaçante, il n'y a pas d'autre moyen de salut pour les malades que la trachéotomie.

13° Dans le traitement de l'angine couenneuse les mesures hygiéniques sont de la plus haute importance.

14° Dans la convalescence le changement d'air est fort utile ; l'alimentation substantielle est indispensable.

15° La terminaison des accidents paralytiques est presque toujours une guérison complète qui s'opère dans un espace de huit ou dix mois au plus; la chronicité est excessivement rare.

16° Que la fréquence relative des paralysies diphthéritiques s'est montrée de 1/10 environ, mais qu'elle a variée avec les épidémies.

17° Toutes les paralysies diphthéritiques semblent correspondre à des altérations de tissu, expressions anatomiques plus ou moins éloignées, plus ou moins généralisées du processus morbide primitif. Ces lésions matérielles siégent dans les centres nerveux ou dans le système nerveux périphérique.

18° Des observations nécroscopiques recueillies jusqu'à ce jour, on peut déduire que, dans les paralysies consécutives à la diphthérie, c'est surtout la partie périphérique des nerfs qui semble lésée.

INDEX BIBLIOGRAPHE.

ASTRUC (J). — Lettre sur l'espèce de mal de gorge, etc. Paris,
1748 (Quelques-uns attribuent cette lettre à Chomel).

BÆRWINKEL.— Schmidt's jahrbücher der in-und aushœndischen
gesammten medizin, 1868, p. 288-436.

BAILLY (U). — Thèse de Paris, 1872.

BARASCUT. — Gazette des hôpitaux, 1860.

BILLARD. — Gazette médicale, 1865, p. 336.

BISSEL.— Transact of the med. Society of the state of New-York,
for the Year, 1862.

BOUCHUT (E.).—Traité pratique des maladies des nouveau-nés, etc.,
De l'anesthésie, nouveau symptôme du croup, etc., in comptes-
rendus de l'Académie des sciences, 1858. — Bulletin de l'Académie de médecine, 1868, p. 1160.

BOUILLON-LAGRANGE. — Gazette hebdomadaire, 1859.

BRETONNEAU (P.). — Des inflammations spéciales du tissu mu-
queux, et en particulier de la diphthérite, etc., Paris, 1826,
in-8°.

BROWN-SÉQUARD. — Leçons sur le diagnostic et le traitement des
principales formes de paralysie des membres inférieurs, etc.
Paris, Victor Masson, 1865.

BRICHETEAU (F.) — Thèse de Paris, 1861.

BUHL. — Einiges über diphtherie (Zeitschr. für Biologie, 1867,
Band III).

CALVO (L.). — Thèse de Paris, 1865.

CHARCOT ET VULPIAN. — Note sur l'état des muscles et des nerfs
du voile du palais dans un cas d'angine diphthéritique
in Bull. de la Soc. de biologie, 3° série, t. IV, p. 173, 1862.

COLIN. — Quelques réflexions sur la paralysie dite diphthéritique
(Mémoires de médecine militaire, 1860).

EMPIS. — Bulletin de la Société médicale des hôpitaux, séance
du 14 nov. 1860.

FAUCHER. — Union médicale 1867.

Galezowski. — Traité des maladies des yeux, 2e partie, 1872, p. 730.

Garnier (J.-Ch.-Al.). — Thèse de Paris, 1860, et Union médicale, 25 février 1852.

Greenhow. — Edimburgh medical journal, 1863.

Gubler. — Des paralysies dans leurs rapports avec les maladies aiguës (Arch. de médecine, 1859, 1860). Paralysie amyotrophique consécutive aux maladies aiguës, in Gaz. médic., 1861.

Herpin (de Genève). — Du chlorate de potasse comme spécifique, etc. Paris, 1856.

Hayem. — Gaz. méd., 1866, p. 698.

Hippocrate. — Traduction E. Littré, VIe Livre des Épidémies.

Homère. — Iliade.

Imbert-Gourbeyre. — Recherches historiques sur les paralysies consécutives aux maladies aiguës, in Gaz. méd. de Paris, 1863.

Jaccoud. — Des paralysies et de l'ataxie du mouvement. Clinique médicale.

Jaffé Max. — Schmidt's jahrbücher, etc., 1868, p. 215.

Laveran. — Arch. de médecine, juillet 1871.

Liouville (H.). — Bulletin de la Société anatomique, années 1869-1870.

Lorrain et Lépine. — Article diphthérie du nouveau Dictionnaire de méd., etc.

Loyauté. — Thèse de Montpellier, 1836.

Maingault. — Thèse de Paris, 1854. De la paralysie diphthéritique, etc. (Actes de la Société médicale des hôpitaux, 5e fascicule, 1861, p. 111).

Malgaigne. — Tubage de la glotte et trachéotomie (Bulletin de l'Académie de médecine, 1858-1859).

Malouin. — Mémoires de l'Académie des sciences, années 1746, p. 155; 1747, p. 581; 1748, p. 551 et 1749, p. 125.

Moynier. — Gazette des hôpitaux, 1859 (série d'articles).

Ozanam. — Comptes-rendus de l'Académie des sciences, 1856. — Mémoire sur l'action curative et prophylactique du brome. Paris, 1859.

Paterson. — Médical Times and Gazette, déc. 1866.

Peter (Michel). — Quelques recherches sur la diphthérie, etc. Thèse de Paris, 1859.

Périté (J.). — Thèse de Paris, 1858.

RILLIËT. — Gaz. méd., 1851. Des paralysies essentielles chez les enfants.

ROGER (H.). — Arch. de méd., janv. 1862. Recherches clin., etc.

ROGER (H.) et Peter (M.).—Article angine diphthéritique in Dictionnaire encyclopédique, etc.

ROIS. — (IIIe livre des). In Ancien Testament.

SÉE (G.). — Paralysies consécutives, etc. Bulletin de la Société méd. des hôpitaux, oct. 1860.—Recherches sur les paralysies dites essentielles in Bulletin de la Société méd. des hôpitaux, janvier 1861. Eruptions croupales et diphthériques, in Bulletin de la Soc. méd. des hôpitaux, t. IV, p. 199 (17 nov. 1858).

TAVIGNOT. — Revue de thérap. méd. chir., 1865.

TROUSSEAU. — Gaz. des hôpit. Janvier 1860. Union méd., 7 oct. 1851. Gaz. des hôpit., 30 juillet 1855.

WALKER (J-W.). — On diphtheria. In British. Med. journ., new ser. 1864.

WEBER (H.). — Virchow's Archiv für patholog. Anat. Die Nervenstærungen und Læhmungen, etc., t. XXV, p. 114, 1862; et t. XXVIII, p. 489, 1863.

VELPEAU. — De la diphthérite et du traitement, etc., in Gaz. méd. de Paris, t. I, p. 11; 1830.

ZIMMERMANN (W.) — L'angine couenneuse et le croup, etc. Paris, 1860.

TABLE DES MATIÈRES.

QUESTIONS ·

SUR LES DIVERSES BRANCHES DES SCIENCES MÉDICALES.

Anatomie et histologie normales. — Articulations du pied.

Physiologie. — De la déglutition.

Physique. · Électricité atmosphérique : lésions produites par la foudre ; paratonnerre.

Chimie. — Des oxydes d'étain, de bismuth et d'antimoine ; leur préparation, caractères distinctifs de leur dissolution.

Histoire naturelle. — Des hirudinées ; leurs caractères généraux, leurs classifications. Des sangsues ; décrire les diverses espèces de l'hirudiculture.

Pathologie externe. — Du glaucome aigu.

Pathologie interne. — Des accidents qui se rattachent à la dentition.

Pathologie générale. — De l'intermittence dans les maladies.

Anatomie et histologie pathologiques. — De l'hypertrophie du cœur.

Médecine opératoire. — De la valeur des amputations de Chopart, de Syme, de Pierigoff, sous-astragalienne et sus-malléolaire, sous le rapport de l'utilité consécutive du membre.

Pharmacologie. — De la glycérine considérée comme dissolvant, caractères de sa pureté ; des glycérolés, comment les prépare-t-on ?

Thérapeutique. — Des indications de la médication vomitive.

Hygiène. — Des bains.

Médecine légale. — Est-il indispensable pour affirmer qu'il y a eu empoisonnement que la substance toxique ait été isolée ?

Accouchements. — De la rupture prématurée des membranes.

Vu bon à imprimer,
VULPIAN, Président.

Permis d'imprimer :
Le Vice-Recteur de l'Académie de Paris,
A. MOURIER.

A. PARENT, imprimeur de la Faculté de Médecine, rue Mr-le-Prince.

www.ingramcontent.com/pod-product-compliance
Ingram Content Group UK Ltd.
Pitfield, Milton Keynes, MK11 3LW, UK
UKHW022324070726
13614UKWH00002B/938

9 782019 292010